だれもが100%スリム！

常識破りの
超健康革命

松田麻美子
（ヘルス・エデュケーター）

グスコー出版

はじめに

敵の兵器によって死んでいく人より、自らの歯で墓穴を掘って死んでいく人のほうが多いというのはあまりにも悲しすぎる。

――ピタゴラス（哲学者、数学者）

この本にはこれまで日本のメディアが伝えてこなかった「生涯《しょうがい》スリムで健康に過ごすための確かな情報」がぎっしりと詰《つ》まっています。それらはどれもすでに健康や栄養生化学の分野で世界的に最も権威のある研究者らによって正しいことが証明されているものばかりです。

そして、この本で紹介されている「常識破りの超健康革命」を実践している人たちは、だれもがスリムであり、人からねたましくさえ思われるほど健康で、すばらしいエネルギーに満ちあふれています。

膨大《ぼうだい》なお金を費やし、ありとあらゆる健康法を試してきても効果は現われず、もうあきらめかけていた読者のみなさん、苦痛や不快な症状から永久に解放されて、あなたの人生を楽しく快適なものに一変させてみませんか。

スリムで健康になることは決してお金がかかることでもなければ、複雑でむずかしいことでもありません。元手は一つもかかりません。幼稚園児から高齢者までだれにでも簡単にできることです。

それは本書がおすすめしている単純な「三つの原則」を実行に移せばいいだけの話です。ただそれだけで、あなたは冒頭でお話ししたようなまるで夢のような快適生活を一度に手に入れることができてしまうのです。

世界中にそれを体験している人々が何十万、何百万人といます。私はヘルス・エデュケーター、ヘルス・コンサルタントとして、日米を往復しながらすばらしい人生をエネルギッシュに送るための指導を行なっていますが、そういう人々と直接出会い、話をするたびに、本書に書かれていることのすばらしさをよりいっそう確信するのです。あなたもすぐにそうした人々の仲間入りができるはずです。

このページをめくった瞬間からあなたの人生は変わることでしょう。少なくともこれまであなたが抱いていた「減量と健康についての考え方」はガラリと変わるはずです。あるいは本書に書かれていることを初めて知り、ショックを覚えるかもしれません。でもそのショックは、あなたの生活習慣に革命を起こすための、とびきりうれしい衝撃《しょうげき》となるはずです。快い衝撃を感じてください。そして真実にめざめ、この世にたった一つのかけがえのないあなた自身のからだにとって、最も適切な生き方を選びとってください。

私はこの本を、これまでどんなダイエット法を試《ため》してもけっしてやせることのできなかった多くの女性たちに、特に読んでいただきたいと思っています。

生理痛、PMS（月経前緊張症）、更年期障害、アトピーやニキビほかさまざまなお肌のトラブル、花粉症、冷え性、貧血、便秘、低血圧、肩凝《かたこ》り、頭痛、腰痛、慢性疲労などでみじめな人生を送っている多くの女性たち、子宮筋腫《きんしゅ》や乳ガンの手術をすすめられて悩んでいる女性のみなさんに読んでいただきたいのです。

面倒なカロリー計算など一切不要です。おなかいっぱい食べながらひと月に一〇キロにもおよぶ減量が楽にでき、同時にお肌はツルツルスベスベに変わります。生理に伴う苦痛、花粉の飛来する時期の花粉症など、こうした症状がみんな過去のものとなってしまうのです。

あたりまえのことですが、病気にならなければ医療費はかかりません。あなたがこの「超健康革命」を起こすことによって最終的に節約できるお金は莫大《ばくだい》なものとなるはずです。

「スリムなからだ」「健康」「長生き」「お金」、これは文明諸国に住む人々がいちばんほしがっているものです。

今、あなたは本書を手にしたことで、この四つを同時に手に入れる方法をほとんど知ってしまったことになるのです。

読了後、みなさんが快い衝撃に襲われることを確信しています。

常識破りの超健康革命

【目次】

第3章　一〇〇歳まで健康に生きるための「病気知らずの食生活」三つの原則

第4章　常識破壊の「超健康革命10か条」

第5章　スリムに生きる秘訣

第6章　果物・野菜に関して必ず出る質問【Q&A】

（答）加熱した野菜には生命力が失われています。野生動物から学んでください。
●生の野菜や果物はからだを冷やさないか……187
（答）一時的な冷えがあったとしても、それこそが好転反応の証拠です。
●農薬の問題が心配なのだが……190
（答）果物や野菜より動物性食品のほうがはるかに汚染されているのです。
●肉を食べたほうがスタミナがつくような気がするが……193
（答）プラシーボ（思い込み）効果にだまされないでください。
●加熱したものより生野菜のほうがいいという根拠は……194
（答）からだは「命の水」と「生命力（酵素）」を豊富に含んだ食べ物（生野菜・果物）を求めているのです。
●油、ドレッシング、マヨネーズに代わるものはあるのか……196
（答）あります。私のお気に入りの方法をお教えします。
●野菜に含まれるビタミンAやEなど脂溶性のビタミンは、油といっしょにとったほうが吸収にいいのではないか……206
（答）それは時代遅れの栄養学の知識です。
●毎日果物だけでは飽きてしまうのではないか……207
（答）飽きのこないとびきりおいしい特選レシピをご紹介します。

読者の方へ――

本書は直接的にも間接的にも、医学的アドバイスを与えているわけではありません。また、医師の承諾なしに、病人に治療法としてのダイエットをすすめているものでもありません。健康や栄養の専門家諸氏は、広くさまざまな見解を有しているはずです。診断や処方を行なうことは著者の意図するところではありません。本書の目的は、健康を追求するという人類共通の目標に向かって、読者が医師と協力するのに役立つこと、そのための健康に関する情報を提供することです。

●カバー&本文デザイン
野村高志+KACHIDOKI
●カバーイラストレーション
ナカムラユキ
●本文イラストレーション
依田定幸

第1章　私はこうして肥満と病気にサヨナラを告げた

人々はあらゆる場所で自らのナイフとフォークを使って
無意識のうちに食卓で自殺行為を行なっている。
人々はこのようにして
不適切な食生活がもたらす病気によって死に至るのだ。
――ルキウス・セネカ（哲学者）

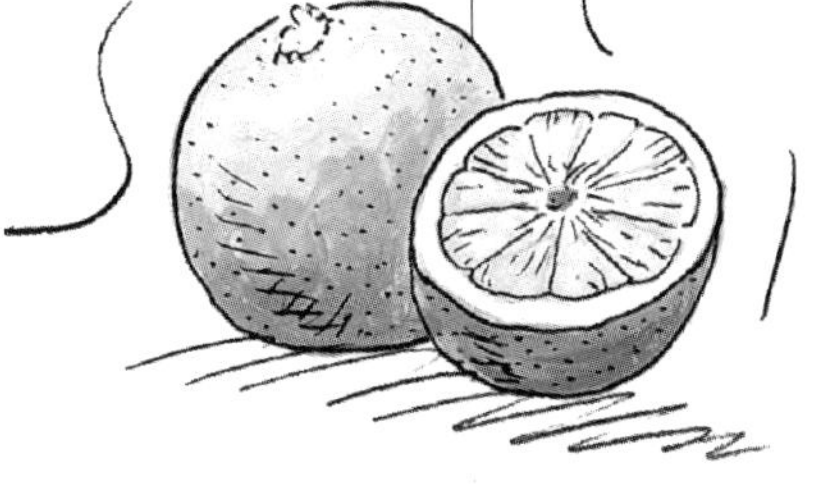

●子宮を失って学んだ「病気と健康の真実」

私は三四歳という若さで子宮を失いました。まだ一人も子どもを産まないうちに子どもを産む能力をなくしたのです。

二〇年ほど前のある日、下腹部に激痛が走り、全米第二位の規模と医療技術・設備を誇るヒューストンのメディカルセンターで最も評判の高い婦人科の医師の診察を受けたところ、子宮に大きな筋腫《きんしゅ》ができていました。

本来握りこぶし大の子宮が、筋腫のために小ぶりのメロン大にまで大きくなっていて、すぐに手術をすすめられました。たとえ妊娠したとしても、赤ちゃんが成長できる可能性は三〇％もない、とも聞かされました。医師は子宮を残せるよう精いっぱいの努力をしてくれたのですが、癒着《ゆちゃく》がひどく、卵巣《らんそう》は残すことができたものの子宮は摘出《てきしゅつ》しなければなりませんでした。

手術が終わったあと、そのことを知らされたときのショックは言葉では言い表わせません。女性としてこの世に生を受けたものとして、愛する人との間に赤ちゃんがほしいと思うのは自然なことでしょう。その夢は永遠に夢のまま実現されることがなくなってしまったのです。

それは女性としての私の人生でいちばん悲しい出来事でした。その当時私や私の家族、友人ほか私の周囲にいる人たちの間には、「生活習慣をからだにとって適切なものに改めさえすれば、からだはベストの状態を保つための努力を精力的にしてくれるようになり、悪いところは自然に治され筋腫は消えていくため、子宮摘出手術などはしなくてもすむ」という知識はありませんでした。

のちに知り合ったジーンは二四歳のときに私と同じように子宮に筋腫ができていて、もう妊娠はできないだろうという診断を受けたにもかかわらず、別の医師の指導（本書でこれからご紹介するような方法）のおかげで筋腫は消えていき、健康な赤ちゃんを産むことができました。その子はもうティーンエージャーに成長しています。

別の友人のマージも卵巣嚢腫《のうしゅ》のため子どもは産めないだろうと言われていたにもかかわらず、生活習慣を変えたおかげで、その後三人の子どもに恵まれています。同じような体験をしている女性たちが世界中にはたくさんいます。

今日ではホルモン療法、レーザー光線療法のほかに子宮（動脈）塞栓《そくせん》形成療法と呼ばれる新しい方法なども開発されており、子宮を摘出せずに筋腫を小さくすることができるようですが、そのような医療処置をほどこすことなく子宮筋腫や卵巣嚢腫を消し去るまったく別の方法があったのです。しかも医療費は一切かからずに。

当時こうした事実を知っていたら、私は子宮を失わずにすんだと思います。そもそも初めから食事と生活習慣に関して正しい知識があったら、筋腫を形成するようなことにはならずにすんだに違いないと確信しています。

私の子宮に筋腫ができてしまったのは、それなりの原因がきちんと存在していたからでした。筋腫は自然にできてしまったわけではなく、実は私自身がつくってしまっていたのです。

それまで私が「健康の真実」について無知だったため、自覚していなかったからなのです。

アメリカの女性医学博士第一号として一九世紀に活躍していたハリエット・オースチン博士は非常に先見の明のあった人で、今から一〇〇年以上も前に次のように述べています。

「人間のナチュラルな状態は健康である、ということを人々は学ぶ必要がある。どんな病気や苦痛も、それが事故によるものでなければ、苦しんでいる当人か、またはほかの人によって行なわれた誤った行為によって引き起こされたものである」

私の筋腫は一朝一夕に大きく成長したわけではありません。からだにふさわしくない生活習慣の積み重ねの結果だったのです。

私はからだがノーマルな機能を維持していくうえで必要な条件を与えていなかったどころ

か、その機能を妨げるようなことを好んで行なっていたのです。

悲劇の元凶は食生活だった！

私は食べることが大好きでした。食べることは私にとってこのうえない喜びを与えてくれるなによりのエンターテインメントでした。おいしいものを食べに行くことそのものが生きがいでした。

食べたものはすべてからだをつくり、エネルギーを生み出すための栄養となると信じていました。私は口に入るものならなんでも入れていたのです。私の食事選択の基準は（たいていの人もそうだと思いますが）、まず第一に流行、次においしさ、エンターテインメントとしての要素、そして習慣、簡便さ、値段の順でした。

その結果、私が好んで食べていたものはケーキ、パイ、ペストリー、クッキー、和菓子、アイスクリーム、チョコレート、ドーナツ、クロワッサンにバターとマーマレードをたっぷりつけたもの、グラタンをはじめ生クリームやバター、チーズをふんだんに使ったクリーミーな食べ物、ステーキ、ハンバーガー、ピザ、天ぷら、うなぎなど。

どれもからだにとっては消化、吸収、利用、排泄《はいせつ》が困難で組織を詰まらせ、やがてはからだに機能障害を引き起こし、病気へと発展させてしまうようなものばかりだったのです。それは食べ物とは名ばかりで、からだがほんとうに必要としている要素は少ししか含まれていない悲しい食品でした。

私の食事はたくましく丈夫に育つために欠かせないと教えられてきた動物性食品（特に肉、魚、乳製品）と高度に精製加工されていて、カロリー以外のものは何も与えてくれない単純炭水化物食品（白米、白いパンや麺《めん》類、ケーキなどに使う白い小麦粉製品、白砂糖）がほとんどという内容でした。私には新鮮な野菜や果物、全穀物（未精製穀類。玄米、全粒粉のパン、雑穀《ざっこく》類、そばなど）の量が圧倒的に不足していたのです。

世界中で行なわれている栄養生化学や疫学の分野での最近の研究はどれも、**動物性食品こそガンや心臓病、脳卒中、糖尿病、骨粗鬆症《こつそしょうしょう》などの病気の元凶《げんきょう》**であることを証明しています。これらの食品を食べない国々では、欧米社会に比べこうした病気の発症率がずっと低いのです。

今日アメリカでは、責任ある医療を推進する医師会、米国ガン協会、米国心臓病協会、米国栄養協会、疾病予防コントロールセンターほかさまざまな健康関連組織がガンや心臓病、脳卒中、糖尿病、骨粗鬆症などの病気予防のためには肉や魚、卵や牛乳といった食品よりも、果物や野菜のほうがずっと重要な食品であるということを異口同音に訴えています。

高度に精製された炭水化物食品や高タンパク、高脂肪、高コレステロールの動物性食品の中には、からだをこれらの病気から守ってくれるファイトケミカル（七九ページ参照）と呼ばれる成分や抗酸化物質、食物繊維はまったく含まれていないことがさまざまな研究からますますはっきりとしてきたからです。

新鮮な果物や野菜には、からだを浄化し、これらの病気からからだを守ってくれる栄養が豊富に含まれています。果物や野菜、精製されていない全穀物、豆類、イモ類、木の実や種子類、海藻類などの植物性食品を食事の中心にし、動物性食品は主食ではなくフレーバー（味つけ、風味）程度に使うようにしていけば、私たちは生涯《しょうがい》スリムで病気から解放された人生を送ることができるようになります。そして、毎日およそ一七〇〇人もの日本人の命を奪っていく病気を完全に避けることができるのです。

私はそうした真実を知らなかったばかりにさまざまな持病に苦しんだあげく、最後には子宮まで失ってしまったのです。

●太り始めた中学生時代

文明が発達し食文化がどんなに変化してきても、私たちのからだの生理機能や構造は森で生活をしていた古代人たちのときのままです。自然界にはハンバーガーやカップ麺のなる木もなければ、チョコレートやクッキーの実る茂みもありませんでした。コーラの流れている川もなければコーヒーの湧き出す泉もなかったのです。

私たちはまさに古代人のからだの中へスーパーマーケットで売っているありとあらゆる人工的な食品を詰め込んでいるようなものなのです。考えてみれば、これでからだのどこかが壊れないほうが不思議です。こうした食事選択の基本に関する無知が私をさまざまな苦痛や不快な症状で悩ませ、筋腫をつくり、最悪な状況へと追い込んでいったのです。

私の子どもの頃の食事の好みは、新しもの好きで好奇心旺盛の母の影響を強く受けています。

ベビーブーマーの私が子ども時代を過ごした一九五〇～六〇年代、わが家の食卓には当時としては一般的な家庭よりも洋風の食事がかなり頻繁に登場していました。

整骨医をしていた私の祖父は、甲府盆地に住んでいた田舎者にしては珍しくハイカラな人で、昭和の初めから週に一度は必ず肉食をしていましたし、わが家の食卓は隣にギリシャ人の祖父を持つグルメ料理の先生が住んでいたこともかなり影響していたようです。

母や私はその美しくておしゃれな先生から当時日本の家庭ではあまりつくるようなことのなかったタンシチューやボルシチ、ポトフ、カニクリームコロッケのつくり方、さらにはケーキやアップルパイの焼き方までいろいろ教わりました。

彼女は私の憧れの人でした。あんな魅力的な女性になりたい、そう願いながら、当時としては珍しい洋風のお料理を教えてもらっては（今ではたいていどこの家庭の食卓にも登場しているお料理ですが）、クラスメートたちよりも時代を先取りしていると悦に入っていました。そんな食べ物が私のからだに少しずつ少しずつトラブルを起こしつづけていたなどとは夢にも知らず。

後日談になりますが、この西洋料理の先生は五〇代半ばという若さですい臓ガンのために亡くなりました。彼女の食生活が死を早めてしまったのだ、と今の私には納得がいきます。彼女のご主人は病院の院長でした。からだにふさわしい食事選択と健康との間にある密接な関係について、真実を知らない医師が非常に多いことを私はとても残念に思います。

このような食事をつづけていると、当然体重の悩みが出てきます。私は小学生の頃は肥満児ではなく、ふつうの体型の女の子でした。それが中学に入学したとたん、むくむくと太り出したのです。腕や太ももについた贅肉《ぜいにく》はブヨブヨとしまりがなく、顎《あご》は二重になり、女の子がいちばん気にするウエストとヒップはどんどん広がっていき、ウエスト七二cm、ヒップ九八cm、おなかはぷっくりと突き出し、バストとおへその間にも分厚《ぶあつ》い脂肪の層が形成されて、まるで中年のおばさんのような体型になってしまいました。

入学のときに成長を見込んでかなり大きめにつくった制服が、中学二年生のときにはもう着られなくなってしまうほどでした。中学三年生のときには一五五cmの身長に対して体重が五四kg。小太りで醜く、性格はネクラで消極的。いつも疲れた表情をしていて、当時撮った写真は一枚として幸せそうには見えません。母にいつも八つ当たりをする、今ふうにいえばすぐにキレるいやな女の子でした。

●不健康の見本だった高校・大学生時代

さて、高校に入学して以降の私の一〇年間は、やせたい一心からカロリー制限ダイエットのくり返しの日々でした。しかし、結局は**ダイエットはすべて失敗**に終わりました。目標体重に達するやいなや、ダイエット中に必死で我慢していたケーキやあんみつを思いっきり食べまくり、また元の体重に戻っていたからです。まさに**ヨーヨー現象のくり返し**でした。

そこで今度は好きなケーキだけ食べて、ほかのものを食べないという方法も試《ため》してみました。太らないようにするためには、一日の摂取カロリー量さえ少なくすれば何を食べていてもいいのだと思っていたのです。確かに体重は減りました。でもこれでは生きていくための最低限のカロリーはとれてもからだに必要なそのほかの栄養がとれません。当時はそんなことはあまり問題にはしていませんでした。

よく風邪をひく、慢性疲労がとれない、体力がない、そのほか、慢性の肩凝《かたこ》り、貧血、冷え性、ニキビ、消化障害、生理痛など、まさかこれらの悩みはどれも自分が選んで食べていたものと結びついているなどとは夢にも思っていなかったのです。

子宮に異常が起こり始めるずっと以前から、私のからだは不健康の見本のようでした。本来エネルギーに満ちあふれ、はつらつとしていなければならない子ども時代から三〇代の終わりまでずっと健康上のさまざまな障害を抱えて憂鬱《ゆううつ》な日々を過ごしてきました。私は小さい頃から虚弱体質だったのです。

毎年、年に二、三回は風邪をひいて寝込みました。四歳のときには肺炎に、また一〇歳のときにはインフルエンザにやられて熱がなかなか下がらず、ひどい思いをしています。脚には醜いおできがよく出ていました。痒《かゆ》みが我慢できなくて掻《か》いてしまうためにグジュグジュとした黄色い臭《くさ》い膿《うみ》が出て、とても汚らしい脚をしていました。小学校に上がる前からときどき痛み始めた膝《ひざ》の関節痛は慢性化し、月に一度は痛みで眠れない夜を過ごしたものです。

消化器官が弱く、二〇歳前は食べたあとよく吐きました。二〇代に入ると、ときどき胃痙《いけい》攣《れん》や腸炎《ちょうえん》を起こして大騒ぎすることもありました。おなかが張り、臭いオナラがよく出て困りました。流行の衣類で身を包み、シャネルやジョイの香水を身につけ、どんなにおしゃれをしていても、発した放出物のにおいを消すことはできません。同じような経験をしている人はきっとたくさんいるはずです。

もしあなたのオナラが臭かったら、それはあなたのおなかの中のにおいだということを知っていましたか。当時の私は想像もしませんでした。悪臭《あくしゅう》は食べたものが消化器官の中で腐敗したり発酵《はっこう》したりして、硫化水素、メチルメルカプタン、ジメチルサルファイドなどの悪臭を放つ物質をつくりだしているからです。これらは強力な発ガン性の物質でもあります。

でもたいていの人にそんな知識はありません。「オナラやウンチは臭いもの」、私たちは物心つく頃から、家族やまわりの人からそう教えられてきているのではありませんか。親や兄弟たちのオナラもみんな同じように臭いのですから、それは仕方のないことでしょう。でもそれは真実ではなく、**オナラが臭いのはからだの中が汚染されている証拠**なのだ、ということを私はあとで学びました。

生活習慣が正しければオナラはめったに出ません。たとえ出たとしても無臭です。まったく臭くないのです。腸内環境がパーフェクトに保たれるために腐敗や発酵が起こらないからです。第3章の内容を実行すれば、もう二度とオナラの悩みで困ることはなくなります。ウンチも臭くなくなります。当時こんなすばらしい解決策があることを教えてくれる人はだれ一人としていませんでした。私の父も大きな音を立てて臭いオナラをしていましたから、それが異常なことだとは私には思えなかったのです。

貧血も私の悩みの種でした。一一歳で生理が始まって以来、月に一度は貧血を起こして倒れていたのです。バスや電車の中、駅のホームやバス停で、またあるときは家族や友人たちと食事をしているとき、お手洗いへ行こうとして立ち上がった瞬間、またあるときはデパートで買い物をしている最中など、今から考えてもほんとうによく倒れていたものです。たまたまそのとき居合わせていた方々にどれだけお世話になったことかしれません。

医師からは血液中の鉄分のレベルが低いので、サプリメントで補い、さらに週二回はレバーを食べるようにと指導され、それを忠実に守っていました。今、私はサプリメントもとらなければ、レバーも一切食べませんが、貧血などまったくありません。血液中の鉄のレベルも正常です。食生活を変えたおかげです。

私のからだが鉄分不足になっていたのは、鉄の摂取量《せっしゅりょう》が足りなかったからではなく、消化吸収の機能が正しく行なわれていなかっただけのことでした。食事が正しければ、からだに必要な鉄は食べ物から十分に補うことができます。実際からだが必要としている鉄の量はごくごく微量です（というのは、鉄の九五％は体内でリサイクルされているからです）。そのことを知らずにとりすぎると、フリーラジカル（活性酸素。過激な酸化分子）が大量に形成され、ちょうど鉄が錆《さ》びるのと同じように細胞を錆びつかせ、老化を早めたり、ガンを引き起こしたりする原因になります。

中学二年のときから始まった肩凝りは慢性となり、親の肩を揉《も》んであげるどころか、逆に毎日のように母に揉んでもらう始末でした。はつらつとしていなければならない中学生がいつもトクホンやサロンパスのにおいをさせながら学校へ通っていたのです（当時はにおわないタイプのものやピップエレキバンのようなものはありませんでした）。

トクホンやサロンパスはくり返し使っていると肩や背中がかぶれてきます。患部が痒くなるので掻くと醜い傷になり、いよいよそれらは使えません。そこで次に頼ったのはマッサージと鍼《はり》です。

今日、都心のマッサージ・サロンなどでは仕事帰りの女性たちでにぎわっているようですが、一九六〇年代後半当時は、まだそうしたサロンはありません。たまたま母の友人の妹さんが指圧や鍼を専門に行なうマッサージ師でしたので、その方のお世話になっていました。

体力不足にも私は悩まされていました。物心ついて以来、ずっとひ弱だった私は家と学校の往復、食事をすること、テレビや本を見ること以外の活動にからだを動かすエネルギーは残っていませんでした。

「お金よりももっとエネルギーがほしい」、いつもそう願ってきました。

体力がないために運動と名のつくものは小学生のときから大嫌い。休み時間に校庭で友人たちと遊んだ記憶はほとんどありません。いつも友人たちがやっているドッジボールやゴム跳びをそばで見ているか、天気がよくても教室にこもって本を読んでいることがほとんどでした。

二〇歳を過ぎる頃には電車に一五分と立っていられなくなっていました。立っているのがつらくて、席がほんの一五センチほどでもあいていようものなら、「すみませんが、詰めていただけますか」と言って強引に座ってしまうほどでした。椅子《いす》に腰を下ろして人と話をするのにも、テーブルに肘《ひじ》をつき、顎を両手の上にのせて頭と顔の重みを支えていないことには上体を起こしていられないほどからだにエネルギーがありませんでした。

大学に入って以来四〇歳になるまで、土曜日と日曜日の午前中はベッドで過ごすのがなによりの楽しみでした。二〇代、三〇代の頃の私は、まるで六〇代後半の老人のような衰えたからだをしていたのです。

●食べ放題の留学生時代

一〇年間抑えつづけてきた「思いっきり食べたい」という欲求が爆発したのは、アメリカの女子大に留学したのがきっかけでした。二六歳のときでした。大好きなクリーミーでリッチな食べ物が、女子大の寮では三度三度食べ放題だったのです。

寮費をすでに払ってありますから、いくら食べても懐《ふところ》具合を気にする必要はありませんでした。こんなに幸せなことはないと思いました。ストレスがたまる厳しい勉強ばかりの生活のなかで、食べることが唯一《ゆいいつ》の楽しみとなりました。

朝はカフェテリアでコップ一杯のオレンジジュースを飲んでから、牛乳かフルーツ入りのダノンのヨーグルト、バターのたっぷり入ったスクランブルエッグ、カリカリに焼いたベーコン、メープルシロップをたっぷりかけたパンケーキやワッフル、またはペストリー。

まさにホテルのバイキング朝食に並ぶようなものが、寮のカフェテリアでは食べ放題でした。そしてそれに加えて飲み放題のコーヒー。ベーグルもそこで初めて味わいました。当時まだ日本にはベーグルのなかった時代でしたから、あのしっかりと噛《か》みごたえのあるベーグルに、なめらかなクリームチーズを分厚く塗り、これもまた日本では軽井沢か青山の紀ノ国屋にしか売っていなかったブルーベリージャムをその上にたっぷりのせて食べる朝食に、私はすっかりはまってしまいました。

コーヒーや紅茶、コークやスプライトなどの清涼飲料、ハワイアンパンチやココアなども好きなだけ飲めました。

アメリカ一古いその女子大では、『風と共に去りぬ』のスカーレット・オハラの大邸宅のような白いプランテーション風の建物の二階にある豪華なつくりのダイニングルームで昼と夜の食事をとるのですが、白いリネンのテーブルクロスがかかった八人掛けの大きなテーブルにつくと、アルバイトの学生たちが料理を次々に運んできます。

チーズをたっぷり使ったキャセロールやローストビーフ、バーベキュー・スペアリブ、ポークチョップなどの肉料理、つけ合わせにはくたくたに煮たホウレンソウ、チーズたっぷりのオランデーズソースがかかったブロッコリー、ベーコンの油といっしょに煮込んだインゲン、ベークドポテトにはたっぷりのサワークリームやベーコンビッツ（カリカリに炒《い》ったベーコンを細かく砕いたもの）、甘いニンジンのグラッセなど、そして油たっぷりのドレッシングをいっぱいまぶしたようなサラダ。

デザートには昼はたいていパイがつき、夕食には毎日違う種類のケーキが各テーブルに丸ごと一つずつ配られ、それを切り分けて食べるのです。意地きたないことに、私はダイエット中の人が残す分までもらって食べていました。

日本では国文科卒業の私にとって決して得意とはいえない英語ばかりの生活からくるストレスを、大好きな甘いものを食べることで解消していたのです。授業が終わって部屋に帰るとチョコレートチップの入ったクッキーの袋をあけ、それが空になってしまうまでは、落ち着いて勉強が手につきません。気がついたときには過食症になっていました。

当然の結果、またたく間に太りだし、おなかのまわりによけいな脂肪がついてきてしまいましたが、食べることはなんとしてもやめられません。それはなにより楽しみだったからです。

そこで思いついたのが、食べたいだけ食べたあと、トイレに行って口に指を入れて吐くことでした。過食症の経験のある人には覚えがあるかと思いますが、私は思いっきり食べたいだけ食べることと、そのあとで吐くことをくり返していたのです。

それはかなり罪の意識を伴う行為でしたが、食べたいという精神的な欲求を満たしてストレスを解消し、食後に食べたものを無理やり吐き出してしまうことで体重をコントロールできたので、太りたくないという心理をも同時に満たすことができ、やめることができなくなってしまいました。

そんなことではからだに必要な栄養がとれるわけがありません。いま思えばなんとおぞましく愚《おろ》かなことをしていたのかと、自分自身あきれてしまいます。そんな生活を送りながら、あいかわらず体力不足、慢性疲労、貧血、肩凝りなどに悩んでいたのです。

愚かな私はからだに必要な栄養がとれていないということなど考えたこともなく、体重計の数字が少なくなっていくのを見て大喜びしていましたが、このようなダイエットはからだのバランスを崩し、やがては大きな問題を引き起こします。私の誤った食生活によって、少しずつ子宮の粘膜に炎症を起こすようになり、それはやがて慢性化し、ついには腫瘍《しゅよう》（筋腫）が形成されていったのです。

　こともあろうに、一日六杯は飲んでいたコーヒーが筋腫を急速に肥大させる恐ろしい化学物質（メチルキサンチン類）を含んでいたとは夢にも知りませんでした。

　ヒューストンで仕事についてからの私は、日本の『栄養と料理』を購読し、女子栄養大学の教えに基づき、四群点数法のダイエットを始めました。三〇品目バランスよく食べることに努め、過食症は克服できました。「食べては吐く」というくり返しはしなくなり、体重は四七～四八kgで安定してきましたが、この方法で体重はコントロールできそうだとわかったとたん、グルメの趣味がひどくなりました。

　一流レストランに行っては食べ歩き、そこのメニューを試してみるのがなによりの楽しみとなりました。バランスよくカロリー過剰にならないように食べてはいても、動物性食品、白い炭水化物（白米、白いパンやパスタなどの白い粉製品）という主食は変わっていませんでした。そしてあいかわらず絶えず疲れを感じていましたし、肩凝り、貧血、オナラにもずっと悩まされていました。

「果物は太る」と思っていましたから、一日一つ以上は食べませんでした。また、「生野菜はからだを冷やすから食べすぎないように、野菜は加熱したほうがたくさんとれる」という日本の栄養士たちの教えを信じていましたし、朝食をしっかりとることも健康づくりには欠かせないと思っていたのです。

●子宮喪失と三四歳での更年期障害

下腹部に痛みが走ったのは、ある日突然のことでした。その頃すでに頻尿《ひんにょう》が気になってはいたのですが、さらに下腹部に鈍い痛みが走り始めたのです。すぐに婦人科の診察を受けたところ、子宮に小ぶりのメロン大の筋腫ができていて、それが膀胱《ぼうこう》を圧迫していたためだったとわかり、手術をしました。

子宮を失っただけでも十分な痛手だというのに、手術後さらにもうひとつ私を打ちのめすような出来事が待っていました。まったく予期していなかった突然の更年期障害でした。ホットフラッシュ（のぼせ）、憂鬱、不定愁訴《ふていしゅうそ》、イライラ、ジェットコースターのように変わる感情の起伏、以前にも増してひどくなった体力の低下。このようなことが起こることを手術前に担当医師からなんの説明も受けていなかったので、三四歳の若さで更年期障害に苦しむことになった私のショックは、憂鬱な気分になおいっそう追い討ちをかけてきました。

目がさめている間は意味もなく悲しく、ただただ涙を流す日々が始まりました。冷え性だった私が、夜は寝汗がひどく、必ず一、二回は着替えなければならなくなりました。からだは火照《ほて》り、真冬だというのに冷房を入れてしまうほどでした。体力も気力もなく、食料品の買い物に出るのがやっと、それも帰ってくると生鮮食料品を冷蔵庫にしまうエネルギーさえも残っていないほど消耗しきった日々を送らなければならなくなったのです。

これらの症状を担当医に訴えると、「そんなの問題じゃないよ。考えてもごらん。もう生理の煩《わずら》わしさから完全に解放されたんだから、生理用品もいらなければ避妊の心配もいらない。すてきなことだと思わない？　更年期障害はＨＲＡ（ホルモン補充療法）でうまくコントロールしていけるから、なんの心配もいらないよ。僕のワイフだって数年前に子宮摘出手術を受けたけど、今ではすっかり元気になって毎日テニスをやっているんだから」と言われ、ＨＲＡを始めました。

ところが医師から処方されたホルモンは、これらの症状を緩和してはくれましたが、アメリカの新聞や多数の健康情報誌が、乳ガンになるリスクが高まる危険な物質であると報じていたために、途中で使用をやめてしまったのです。その結果、私の健康状態は心身ともに最悪となってしまいました。

ありとあらゆる健康情報を収集し、健康にいいというもの、更年期障害を軽減するのに役立つといわれるものはなんであれ試しました。もちろん栄養や医学の専門家諸氏が推奨しているように「三〇品目バランスよく食べること」も忠実に励行していました。食事からでは十分な栄養がとれないというサプリメントのメーカーからの情報を非常にありがたく思い、ビタミンやミネラル剤などのサプリメントも毎朝毎晩、儀式のごとく摂取していました。

スピルリナ、ブルガリアヨーグルト、酢大豆、黒酢、ロイヤルゼリー（プロポリスはまだ登場していませんでした）、朝鮮人参《にんじん》、中国茶などなど、毎月の食費を上回るほどこれらのものにお金をかけていましたが、体力の低下を改善し、健康体になるという希望はかないませんでした。

お金よりも健康がほしい！　高校時代とおなじように、それが当時の私の切実な願いでした。

寝てもさめても願うのはそのことばかりでした。そして、日々神様に祈っていた甲斐があったのでしょうか。その願いが聞き届けられる日がやってきたのです。

●私を変えた「ナチュラル・ハイジーン」との劇的出会い

それは一九八八年のクリスマスのことです。親友から「一冊の本」をプレゼントされたのです。そしてそれは、私の人生をすっかり変える出会いとなりました。

その本は**「だれでもスリムで健康になれるというすばらしい能力を持っている」**、そして、「そうなれずにいるのはからだを正しく機能させる方法を知らないためであり、からだにとってふさわしくない習慣や従来からの間違った考え方、時代遅れの栄養学理論がからだの能力発揮を妨げているからだ」ということを私に教えてくれたのです。

それはまさに目からうろこが落ちるような思いでした。それまで私がしてきたことはまるでピカピカの新車を与えられた免許取りたての若者が、車の扱い方を正しく知らなかったために、ガソリンの代わりに灯油を入れ、オイルチェンジもせずにエンジンが泥や煤《すす》で詰まって動かなくなってしまうまで乗り回してきたようなものだったのです。

私はその本に書かれている**「ナチュラル・ハイジーン」**（四五ページ、注1参照）と呼ばれる「自然の法則に基づいた生命科学の理論」をさらに深く勉強することにしました。

ナチュラル・ハイジーンはアメリカの医師たちによって一八三〇年代に打ち立てられた健

康哲学の理論で、「ヒポクラテスの教えに基づき自然と調和して生きること」を重視したものでした。

私はホモサピエンスというヒト科の動物である私たち人間にとって、生物学的にふさわしい食事と生活習慣について学びました。そして、「からだと健康に関しての驚くべき真実」について初めて知ることになり、やがてそれまで夢にまで見たスリムな体型と健康を手に入れることになったのです。

それからというもの、更年期特有の憂鬱な症状からは完全に解放されました（四五ページ、注2参照）。私は現在五二歳ですが、からだには無駄な贅肉が一切ついていません。二〇代の女性たちと同様の体型を誇らしく思うことができます。母と温泉に入っていると、まわりの人から「お孫さんといっしょでいいですね」と声をかけられることがよくありました。母には気の毒ですが、私の体型は五〇代には見えないのです。

一切の痛みや苦痛からも解放されました。肩凝り、貧血、冷え性、消化不良、臭いオナラとウンチ、膝の関節の痛み、慢性疲労……読者の方にも読んでいただいたような長年にわたる私の悩みがみんな消えてしまったのです。さまざまな薬や健康増進に役立つというふれこみのサプリメント、健康補助食品、健康保健食品など一切使わずに。

それればかりではありません。それまでは毎年、年に二、三回は必ず風邪をひいていたのに、もうこの一〇年余りの間、風邪をひいたことがないのです。お肌はツルツル、ピカピカ。まるで健康そのものの赤ちゃんのようになめらかな肌がよみがえってきました。

外出先で知らない人から、「どうしてそんなにお肌がきれいなの?」「どんな化粧品をお使いですか?」などと聞かれることがよくあります。お肌はからだの鏡です。からだの内側がきれいになると、だれでも美しい肌になることができます。私のからだは以前のような粗悪な材料ではなく、いい材料が与えられるようになったために変貌をとげたのです。組織をつくっている細胞がみんな新しく入れ替わったからなのです。

からだ中が軽くなり、まるで天使の羽で背中を支えられているかのようになりました。尽きることのないエネルギーがからだ中に満ちあふれ、いつもスキップしたくなるようなウキウキした気分は、顔の表情にも現われるようになりました。

子どもの頃からのネクラで陰鬱な面影はもう消え失せ、イライラや憂鬱も過去のものとして葬《ほうむ》られてしまいました。さらにからだの変化だけでなく、いやなこと、つらいことがあってもそれをストレスとして感じなくなりました。からだが健康になると同時に心までが大変身したように思えました。

からだに正しい栄養が与えられると、健康な血液がつくられるようになり、からだの組織を健康にしてくれると同時に、その同じ血液が脳神経組織にも与えられるため、心の状態も健康になっていくのです。

食べたものはからだばかりか、その人の人間としての人格形成にも大きく作用していく、ということを私は学びました。ネクラでイライラ、ウジウジした私の消極的な性格は、私が食べていたものがつくったものだったのです。

今はWHO（世界保健機関）の定義にあるように**健康とは体（body）、と心（mind）と精神（spirit）がそろって三位一体となったときにこそいえる、**のだということを実感しています。生活習慣を変えた私はまさに生まれ変わったのです。

朝起きるのが大嫌い、運動と名のつくものはまったくダメ、そして電車で一五分と立っていられなかった私が、ジョギングを始め、今では毎朝五キロ、週末には一〇キロ走ります。かつて午前中は寝て過ごすのがなによりの楽しみだったなんて嘘《うそ》のようです。目がさめると、元気のいい子どものようにベッドでじっとしてなどいられない気持ちになるのです。勢いよく飛び出してからだを動かしたくなるのです。

さっそうとジョギングをし、そのあとジムで四〇ポンド（約一八kg）のベンチプレスを二〇回挙げ、八ポンド（約三・六kg）のダンベルを持って腕の筋肉運動を一〇〇回こなします。自分の体重を腕で支えることさえできなかった私が、今では腕立て伏せを五〇回できるほどの体力があります。これは文字どおりすべて朝飯前の出来事です。

そして一日中仕事をしていても、疲れるということがなくなりました。もう私の辞書には「疲労」という言葉はなくなってしまいました。五二歳の今の私は、ティーンエージャーの頃よりずっと健康でエネルギーに満ちあふれています。

だれもが一〇〇%スリムで健康に！

からだにふさわしい生き方をしてさえいれば、慢性疲労で馬力《ばりき》が出ないと悩んでいた人もエネルギーに満ちあふれてきます。疲れを感じるようなことはもうありません。幼い子どもたちのようにエネルギッシュに動き回れる自分に気がつき、びっくりするはずです。

肥満に悩んでいた人は厳しいダイエットのプログラムでひもじい思いを強いられるようなことはなく、**おなかいっぱい食べながら永久にスリムになれます。**

肩凝り、腰痛、頭痛、貧血、便秘、生理痛、ＰＭＳ（月経前緊張症）、更年期障害、消化

障害、よく風邪をひく、アトピーや花粉症、喘息《ぜんそく》といったアレルギーなどの症状とも永遠にサヨナラです。

ニキビや吹き出物は一掃され、子どもの頃のなめらかな美しい肌をとり戻し、光り輝いてきます。血圧や血糖値が高く、生涯薬を飲んでいなければならないと医者から警告されていた人も、薬に頼らなくても正常の血圧や血糖値を保っていけるようになります。

関節炎や慢性関節リウマチで手足や腰の関節の痛みに長年苦しんできた人も、永久に痛みから解放されます。

「もう年だから、ポンコツ車同様からだのどこかにガタがくるのはあたりまえ。薬は痛みを緩和するだけで治すことはできないから、その痛みを受け入れて暮らす方法を身につけていくしかありませんよ」という医師の言葉を真に受けていた愚かな自分と永久に訣別《けつべつ》する日がきます。

コレステロール値、中性脂肪値、尿酸値《にょうさんち》などが高くて治療を受けていた人も、どの数値も健康な数値に下がって維持していけるようになります。もう薬は必要ありません。肝臓や腎臓《じんぞう》の機能が悪かった人もすばらしく改善されていきます。

からだの生理機能、構造、生化学反応のうえから見てふさわしい食事や生活習慣をしていけば、年をとると避けられないとされているガンや心臓病、脳卒中、糖尿病、骨粗鬆症、腎肝疾患などの九〇〜九五％は予防できます。不幸にもすでにこれらの病気になってしまっている人でも、からだにとって正しい生活習慣の実践によって、組織が修復可能であるかぎり回復します。

医者から見放されてしまったエイズやガンの患者でさえ、生活習慣を変えることによって健康をとり戻した例を私はたくさん知っています。

私たちはだれでも健康なからだづくりのために必要な条件を与え、健康を妨げるようなものをとり除いていきさえすれば、悪いところは治され、すばらしい健康体をとり戻すことができます。私たちのからだには生まれながらにその力が備わっているのです。それを発揮できるチャンスをからだに与えるか与えないかはあなたの選択次第なのです。

なお、私にこのことを教えてくれたある本とは『FIT FOR LIFE』(『フィット・フォー・ライフ』グスコー出版刊)というタイトルで知られ、『聖書』や『風と共に去りぬ』とともに世界の名著二五選のなかに選ばれている世界の超ベストセラーです(翻訳は私が行ないました。私がこの本から学んだ健康理論を日本のみなさんにぜひともご紹介したかったからです)。

（注1）ナチュラル・ハイジーン

ハイジーン（hygiene）という単語を英和辞典で引くと、「衛生」「清潔を保つこと」「摂生《せっせい》」などと訳されていますが、ウェブスター英英辞典にはこうした意味より先に「健康および健康維持のための科学。健康を保ち、病気を予防するための原則の理論」と記されています。

またナチュラル・ハイジーンについての情報などは、National Health Association（旧称：American Natural Hygien Society), P.O.Box 477, Youngstown, Ohio 44501-0477（ホームページ＝http://www.healthscience.org）までお問い合わせください。

（注2）更年期障害の原因

更年期障害に悩まされる人は、幼い頃からずっと大量に脂肪をとりすぎていたことが原因です。脂肪をとりすぎていると血中のエストロゲン・レベルがいつも高く、閉経を迎えそれが急激に低下するため、さまざまなトラブルを起こすようになるのです。脂肪の摂取量が少ない女性たちは、更年期にこのようなトラブルを経験することがありません。血中のエストロゲン・レベルがジェットコースターのように急激に変動しないからです。

第2章　なぜ人は病気になるのか

悪い枝に斧《おの》を向ける人が一〇〇〇人いても、
根っこに斧を向ける者は一人しかいない。
――ヘンリー・ソロー（思想家）

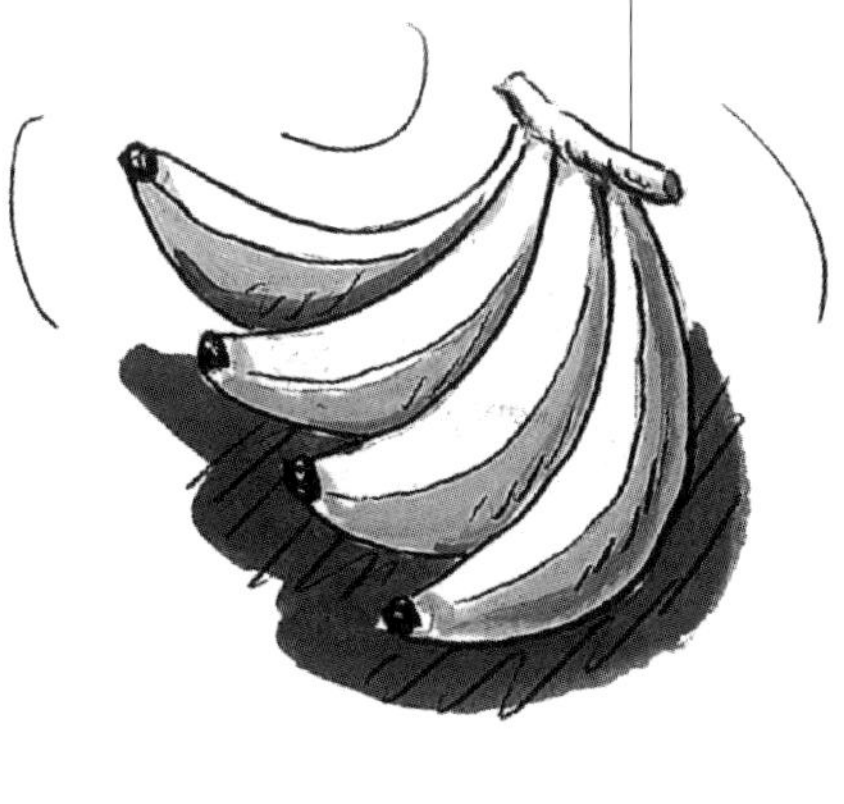

●「毒血症」と病気のしくみ

人間のからだには浄化力、治癒力、機能維持力というものが、生まれたときからだれにでも備わっています。**からだはつねに有害な老廃物を浄化し、健康体になるべく努力を欠かすことはありません。** まさに完璧《かんぺき》で忠実な健康維持のプロフェッショナルといえます。ですが、そのプロにも限度があります。私たちのからだは悪いものばかりを体内に入れてほうっておけば、やがて機能に支障がでてきます。

車にたとえれば、ボンネットの内部の機械が泥で詰《つ》まってしまったら、きれいにするまで車は動きません。

同様に私たち人間のからだも、からだにとって有害な物が体内に入ってくれば、それを排除しなければなりません。そのままにしておけば、からだは排泄《はいせつ》されない老廃物によって、やがて支障をきたすようになってしまうからです。

それらの原因は排泄されずに蓄積されたままの代謝副産物や、からだにふさわしくない食生活によってもたらされる**「毒血症」**によるものです。毒血症とは「蓄積された不要な老廃物や、誤った食習慣のために体内で形成される有害物質、および加工食品に含まれる添加物などの毒素が、血液に入って生ずる全身的な中毒症状」のことで、からだに病気や肥満を呼び起こす元凶《げんきょう》になるものです。

一九二〇年代の初頭に毒血症という用語を初めて使ったジョン・H・ティルデン博士は、著書『Toxemia Explained（毒血症が語るもの）』のなかで次のように述べています。

「毒血症は私たち人間が苦しんでいる多くの病気の根源であり、私たちが病気と呼んでいる症状は、からだが自ら毒を浄化するために行なっている努力の結果である」

病気にはそれぞれ異なった名前がつけられていて、何千もの病気があるような錯覚をしてしまいますが、ほとんどの病気の原因は一つしかなく、根源は同じ毒血症なのです。

毒血症になるとどんなことが生じるのでしょうか。それには私たちのからだを堤防、からだにたまっている毒を川の水にたとえてみるとわかりやすいかもしれません。

私たちがどんなに丈夫であったり、また丈夫でありつづけるためにさまざまな健康法を用いていても、毒の量がどんどんふえていく状況をストップさせないかぎりは、いつかは堤防が決壊し、からだに被害をもたらすことになります。

この毒を減らしていかないと、堤防の耐久限度を超えたとき、私たちのからだは大量の毒によって冒され、病気を発症することになるのです。

●体重増加は警告のサイン

私たちのからだは「代謝作用」によってその正常な機能を支えられています。代謝作用とは、からだが食べ物をとり入れ、利用できるものを利用してからだの組織をつくりあげる「同化作用」と、からだが利用できないものを捨てたり、古くなった組織を壊して捨てる「異化作用」の働きのことをいいます。

私たちのからだはこの「同化作用」と「異化作用」によって、自然にバランスを保っていけるしくみになっているのです。毒血症はこのバランスの崩れから起こります。

私たちのからだの中では毎日三〇〇〇～八〇〇〇億もの細胞が死んでいき、それらは老廃物として腸や膀胱《ぼうこう》、皮膚、肺を使って排泄されています。死んだ細胞は、もはや私たちのからだには役に立たないばかりではなく、逆に私たちのからだにとって害毒になるからです。

ですから、からだが排泄するスピードよりも早く老廃物がつくりだされていくと、排泄が追いつかず、老廃物が残留しているからだは毒素で汚染されていくことになります。

代謝のプロセス以外にも毒血症の引き金になる原因が存在します。それは組織の中で正しく消化、吸収されなかった食物の副産物からつくられます。

私たちが日々食べている食事は、たいていの場合、新鮮な生の食物より加工された食品で占められています。たとえ購入したときには生命力にあふれた食材であっても、私たちはそのまま食べずに煮たり蒸したりフライにしたり、加熱調理して食することのほうが多いといえるでしょう。

私たちのからだの生理機能や構造は、もともとたくさんの加工された食べ物や添加物などを処理するようにはつくられていません。

そうした食べ物は体内で処理しきれず、消化や吸収が完全に行なわれることなく体内に残留することになります。もともと人間のからだに不適だったものが体内に残留し、そうした食べ物を食べつづけているかぎり添加物などの毒物は蓄積していきます。当然のことながら、毒性のものを食べれば食べるほど、病気になる確率が高くなるのです。

死んだ細胞は猛烈に有毒で、組織を傷つけ始めます。毒性物質は強烈な酸性なので、ちょうど衣類に塩酸をかけたときのように細胞を破壊していくのです。

体内に酸が蓄積されると、細胞組織はそれを中和するために細胞内に水をため込むようになります。その結果が体重の増加となるのです。これは「体内に毒性物質が過剰にある」という警告のサインであり、このように毒血症の症状は、まず最初に余分な体重となって現われるのです。

今、体重の増加で悩んでいる方がいらっしゃるとすれば、すぐにその毒素をからだから追い出さねばなりません。毎日の排泄作用では排泄しきれない毒性の老廃物をからだがつくりだしていれば、それはからだのどこかにどんどん蓄積されていっているはずです。

これを無視して毒素をため込む生活をつづけていけば、結果は明白です。もし健康と長寿を願うのでしたら、体内をできるかぎりきれいに保ち、毒素がたまらないようにしておくことです。

肥満や病気、痛みで苦しむことのない人生を送るための秘訣《ひけつ》は、毒血症について理解し、毒性のレベルを最低限にすることにほかなりません。そして**すべては食生活の改善から始まる**のです。

第3章

一〇〇歳まで健康に生きるための「病気知らずの食生活」三つの原則

おいしいものは消化器官を腐らせる。
――ウィリアム・シェークスピア（劇作家）

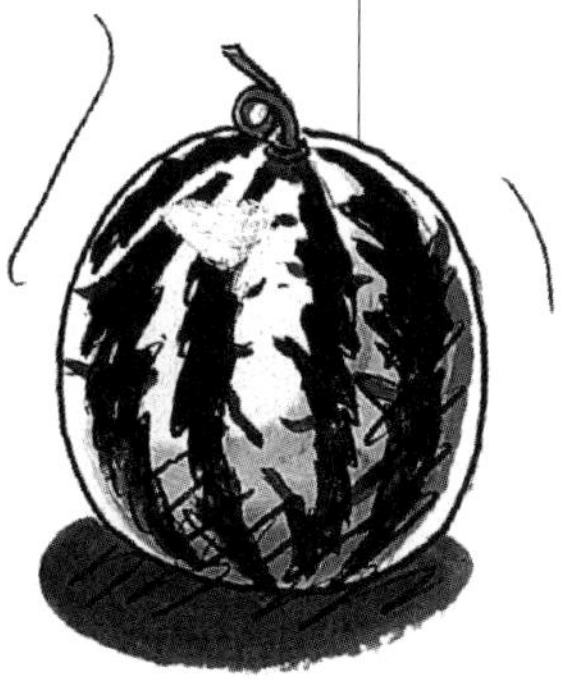

確実にやせ、スリムになった体型を生涯《しょうがい》保ちつづけ、健康でバイタリティーに満ちあふれた人生を一〇〇歳までエンジョイするための秘訣《ひけつ》は、この章で示す「三つの原則」を理解し、実践することです。

第1の原則

「何を」食べるのか

人類は「命の水を豊富に含む食べ物」を食べて生きてきた

あなたのからだを動物の肉で汚染するようなことは慎《つつし》むことだ。
トウモロコシもあるし、リンゴもある。
リンゴはその重さで枝が下がるほどたわわに実をつけている。
ブドウもあるし、木の実や野菜もある。
これらのものが私たちの食べ物なのだ。
――ピタゴラス（哲学者、数学者）

人類は果食動物だった！

あなたは食べ物の選択基準を何に置いているでしょうか。統計によると、たいていが「安さ」「早さ」「手軽さ」「習慣」「流行」に重きを置き、「栄養」はそのあとに位置づけられているようです。

自ら選択して食べているものが、現在抱えている（あるいは将来抱えることになる）肥満や病気などの諸症状の直接原因になっているなどとは、考えてもみないことでしょう。

生涯スリムな体型を保ち、健康でエネルギッシュに長生きするためには、まず第一に**食べ物を人間の生理的基準と一致させなければならない**のです。私がその必要性を知ったのは、慢性疲労、消化障害、肩凝《かたこ》り、貧血、生理痛などの持病に二〇年以上苦しめられたあげく、さらにはかけがえのない臓器の一つを失うという高い犠牲を払ったあとでした。

この地球上にはおよそ一〇億種以上の異なった動物たちが生息しています。からだの構造や生理機能、生化学反応などの点から見て、それぞれ生物学的に異なったアイデンティティーがあり、それぞれにふさわしい特定の食べ物があります。

肉食、草食、穀食、雑食、果食動物の各アイデンティティーについては、すでに紀元前四世紀にアリストテレスによって規定されています。肉食動物のトラがバナナを常食するような光景には決してお目にかかれないし、また、草食の象が「今夜はモツ鍋《なべ》にでもしようか」などとは決して言わないのです。

自然界の動物たちは、自然の摂理が定めたアイデンティティーの法則に従って、食べ、暮らしているのです。そして死ぬ直前までエネルギッシュに生きています。自然界には太りすぎて空を飛べなくなった鳥も、原野を走れなくなったカモシカやキリンもいないのです。

彼らには文明諸国に住む人間社会に蔓延《まんえん》しているようなガンや心臓病、脳卒中、糖尿病、骨粗鬆症《こつそしょうしょう》などといったいわゆる生活習慣病に苦しみ早死にを招くようなことも一切ありません。その一生は、与えられた寿命を全《まっと》うし、自然に土へと帰っていくのです。

動物は一般に、成熟するまでに要した年月の六〜八倍生きるといわれています。たとえば馬は成熟するまでに三年を要し、たいてい二〇年近く生きています。

私たちホモサピエンス（人類）は、一般に成熟するまでに二〇年かかると思われており、その六〜八倍生きるとすれば、人間の寿命は最低一二〇歳はあるという計算になりますが、一二〇歳以上生きる人の例はテレビや新聞で話題になるほどまれです。

寿命世界一を誇る日本でも、平均寿命は七九・九歳（女性八四・六二歳、男性七七・六四歳。「二〇〇〇年の統計」より）ですから、私たち人類はその自然の寿命を全うしているとはいえません。

人類が自然界に棲《す》む動物たちとは異なり、肥満やさまざまな病気に苦しみ、その寿命よりずっと早く死んでいくのは、自然界の動物たちのように、自然が定めるアイデンティティーの法則に従って生きていないからです。

もっとわかりやすくいえば、非常に多くの人々が、間違った種類の燃料を入れて車を走らせようとしているようなものだということです。

みなさんはこれまで、この地球上に存在する生き物で、からだの生理機能・構造上ふさわしくない食べ物を食べているのは唯一《ゆいいつ》人間だけであり、さまざまな病気に悩まされている動物もまた、唯一人間だけなのだということを考えたことがあったでしょうか。

世の中の栄養士たちは私たちに「穀物や肉類などをバ、ラ、ン、ス、よ、く、食べる」よう力説していますが、人間は栄養士たちが考えているような雑食動物ではありません。果物や野菜を食べるようにつくられているオランウータンやゴリラ、チンパンジーなどといった霊長類の仲間と同じ、**果食動物に属している**のです。

厳密にいえば、私たちのからだは生理機能・構造上、その祖先を同じくし、およそ六〇〇万年前に分かれて別々の進化の道をたどってきたといわれるチンパンジーとほとんど同じです。マサチューセッツ工科大学教授の利根川進博士は次のように述べています。

「人間とチンパンジーとの相違はわずか二％で、体毛の有無や頭脳の発達程度に見られるにすぎず、解剖学的に見たからだの構造、消化器官をはじめとするすべての代謝機能はなんら変わりがない」（なお『Nature』誌が二〇〇二年一月に、人間とチンパンジーとの遺伝子配列の相違はわずか一・二三％と発表しています）。

チンパンジーの食べ物はその五〇％が果物、四〇％が野菜（やわらかい木の葉や草）、五％が根菜類《こんさいるい》です。動物性食品（シロアリやアリなど）は四％以下です（週に一五g以下という学者もいます）。

すなわち私たち**人間のからだにとって最もふさわしい食べ物とは、「果物と野菜」**ということになります。

参考までに『旧約聖書』の創世記の第一章には、「私（神）は種をつける草と、種がある果物の木をことごとくあなたたちに与えた。それがあなたたちの食べ物となる」という記述があります。そのほか、大昔の私たちの祖先はずっと果物を主食としてきたことが人類学、考古学、解剖学、歴史学のうえからも証明されています。

文明が発達し、食文化がいくら変化してきても、私たちのからだの消化器官の構造や消化のプロセス、生化学反応は古代人のときのままです。しかし文明諸国に住む現代人の食べ物の決定権は、今や食品産業やメディアの手に握られてしまっているのです。

その結果、現代人は高度に加工されたファストフードのハンバーガーやコンビニの弁当を、古代人のときのままの消化器官に詰め込むようなことを平気でするようになってしまいました。「こうした食品は人間にとって間違った食べ物である」などということは、悲しいことにほとんどの人が気づいてはいないのです。

●天才たちはフルータリアン〈果食主義〉

世界三大賢者の一人、古代ギリシャの哲学者・数学者・生理学者であるピタゴラスは、二五〇〇年以上も前に今日のナチュラル・ハイジーンの理論を説き、私たちに正しい食事について警告していいます。

難解な数学の理論を多数打ち立て、すでに「地球は丸い」ということも指摘していた頭脳明晰《めいせき》の彼の主食は果物で、その教えに従って、果物と野菜の食事をしている人々のことは「ピタゴリアン（ピタゴラスの教えに従う人々の意）」と呼ばれていました。ヒポクラテス、ソクラテス、プラトン、アリストテレスなどもその仲間で、フルータリアン（果食主義）文化を確立させた人々として有名です。

その当時の様子は古代ギリシャの有名な歴史家ヘロドトスが、「ギリシャの最古の住人たちはオレンジの実るところに住み、オレンジやデーツを主食としていた人々は、平均二〇〇歳生きた」と記録に残しています。古代オリンピックで強靭《きょうじん》な体力を競った筋骨たくましいアスリート（競技者）たちも、果物を主食としてすばらしい記録を打ち立てていたのです。

「ピタゴリアン」という言葉は、一八四〇年代にラテン語の「ベジタリアン（精力的な、の意）」という言葉で置き換えられるまで、「果物や野菜を主食とする精力的な人々」を指す言葉として広く一般に用いられてきました。「ベジタリアン」という言葉は、本来ベジタブルからの派生語でもなければ、野菜と穀物を食べる人々を意味する言葉でもなかったのです。

●果食動物を証明する五つの理由

生物学的に「人間のからだは果物と野菜を主食とするようにつくられている」という根拠は次の五つの理由からです。

①果物と野菜は「水」を豊富に含んでいる（からだにとって水は食べ物よりも重要）。

②果物と野菜は「糖《とう》（炭水化物）」を豊富に与えてくれる（糖はからだのエネルギー源）。

③果物と野菜は「酵素」を豊富に含んでいる（酵素＝生命力）。
④果物と野菜は健康なからだづくりに必要な栄養や生活習慣病を撲滅《ぼくめつ》する成分を含んでいる。
⑤果物と野菜はからだを弱アルカリ性に保つのに役立つ。

以下それぞれについて説明します。

(1)からだは「命の水」を求めている――果物の水分こそ「命の源」

ナチュラル・ハイジーンの食べ方は、長年排泄《はいせつ》されずにからだにたまっている老廃物（よけいな体重や病気の根本原因となるもの）をきれいにし、毒血症をとり除くのに抜群の効果を発揮する食べ方です。それは少なくとも食事の七〇％を、水分を豊富に含む果物と野菜で構成するというものです。水はだれでも知っているように、私たちの生命維持にとって空気の次に必要なものなのですから、十分な栄養がとれているかということよりも、十分な水分がとれているかということのほうが重要なのです。

私たちは水なしには生きていけません。からだの七〇％は水からできています。私たちの住む地球の表面積もまた、七〇％が水です。地球も人間もこの七対三の割合で、ベストコンディションが保たれるようにつくられているのです。したがって、スリムな体型と健康を保つには、七〇%の水分を補給することが理想です。

しかし、ただの水ではどんなに大量に飲んでも、役に立ちません。生命力に満ちあふれた生きた水をとり込まなければならないのです。その水は糖やビタミン、ミネラル、酵素ほか、さまざまな栄養成分を豊富に含む生きている新鮮な果物や野菜の中にしかありません。特に果物はこの地球上で最も多くの水（成分の八〇〜九〇%）を含む食べ物です。

果物や野菜に含まれている豊富な「命の水」は、私たちの体内で想像できないほど重要な役割を果たしています。この水はまず、およそ六〇兆個もあるといわれるからだの細胞の一つ一つに栄養を運ぶための輸送手段となります。糖（炭水化物）やアミノ酸（タンパク質構成要素）、ビタミン、ミネラル、そのほか果物や野菜に含まれる固有の成分が、食物繊維の隙間《すきま》から抽出《ちゆうしゆつ》され、この水によって腸へ運ばれていきます。

これらの栄養は腸壁から吸収されて血液の流れに入り、同時に抽出された果物や野菜の原子や分子、酵素の助けによって、からだの細胞、組織、腺《せん》、器官、そのほかからだのすべての部分にスピーディーに与えられていきます。

次に、栄養成分を腸に下ろしたあと、この水は老廃物を拾い集めて、からだを洗い流してくれるのです。一つ一つの細胞もまた、大量な水を必要としています。というのは、細胞は細胞外液という栄養を豊富に含んだ水に浸されているからです。したがって、水分が不足していると、酸素や栄養を細胞に十分に与えることができません。同時に細胞から出される有害な老廃物をスピーディーに運び出すこともできなくなってしまうのです。

細胞は酸素や栄養が不足すると同時に、細胞内便秘になってしまいます。これが毒血症の始まりです。

食べ物と栄養摂取作用が人間の健康に与える影響について、世界でだれよりも長く研究し、多数の著書を著《あらわ》し、ナチュラル・ハイジーンの普及に最も貢献したハーバート・シェルトン博士は、細胞内便秘は腸内便秘よりもずっと深刻な問題だと指摘しています。

前の章で私たちは毒血症について学びました。ナチュラル・ハイジーンでは、体重、そのほか、健康上さまざまな悩みがある人は、からだに水分が不足しているために、老廃物を速《すみ》やかに排泄することができない状態にあるのだと教えています。

どんなものでも水がなければきれいにすることができません。からだの内側も豊富な水分が与えられなければ、浄化することができないのです。私たちは毎日、あるいは一日おきにでもお風呂やシャワーでからだの外側を洗いますが、もっと重要な内側については、たいていの人が一生の間ほとんど十分に洗うことがありません。

毎朝シャンプーをして、汗臭《あせくさ》いにおいがしないように気を使っている人々が、からだの内側をきれいにすることの重要性にはまったく気づいていないのです。からだの中をきれいに保つのに役立つものをあまり食べず、一生という何十年もの長い間、毒性の老廃物を洗い流さずに生きている人がなんと多いことでしょうか。

たいていの人の食べているものは、ほとんどが加工または加熱調理されていて、水分のほとんどか、あるいはすべてが失われてしまっています。私の住むアメリカでは成人の六一％が肥満なのはそのためです。そして四人に三人までが、心臓病やガンになってしまうのも、彼らが何十年もの間、からだを詰《つ》まらせてしまうようなものをたくさん食べ、からだの中をきれいにするのに役立つ、水分を豊富に含んだ食べ物の摂取量が少なすぎた結果といえるでしょう。

彼らのからだの中は、ため込まれた老廃物（毒素）が洗い流されずに放置されているために、汚れて負担がかかりすぎ、からだが正しく機能できなくなってしまっているのです。五〇代の日本人男性の二人に一人が肥満なのも、からだの中が老廃物で詰まっているからです。

⑵からだは糖（炭水化物）を求めている――果物の糖は最上のエネルギー源

果物ほどすばらしいエネルギー源はこの地球上にはありません。心臓を動かす、筋肉を動かす、食べ物を消化する、ものを考える、呼吸する、これらすべての活動のエネルギー源はタンパク質ではありません。ブドウ糖（グルコース）と呼ばれる糖です。果物に含まれる糖（果糖＝フルクトース）は、あらかじめその中の酵素によってからだが吸収しやすい状態に消化されています。

したがって果物は胃で消化される必要がなく、胃をトンネルのごとく通過してまたたく間に腸へ運ばれ、私たちの貴重なエネルギー源として腸壁から吸収されていきます。

果物はこの地球上に存在する最もクリーンなエネルギー源であり、完全燃焼するため有害な燃えカス（毒素）を体内に残すようなことがありません。

また、果物には繊維が豊富に含まれているため、血液中への糖の吸収は穏やかで、白砂糖や白米を食べたときのように血液の中を糖の大洪水にするようなこともありません。

消化のためにからだに蓄《たくわ》えられているエネルギーをほとんど使わないので、節約できたエネルギーは、組織の浄化（やせること）や修復に回すことができます。こうした理由で果物をからだのエネルギー源とするのは、非常に賢い食べ方といえるのです。

ここではまず、「からだが行なう作業のなかで、食べ物の消化ほどエネルギーを大量に使う活動はほかにない」ということを覚えておいてください。

ナチュラル・ハイジーンの食べ方の基本は、消化に使うエネルギーを大幅に節約し、節約できた分を、からだの大掃除（浄化作業）に回すという考え方です。これについてはすぐあとでふれます。そしてこの浄化作業には、水分を豊富に含んだ食べ物からとり入れた生命力豊かな生きている水が役立つことになります。

果物は唯一、消化のためにからだのエネルギーをほとんど使わずに、最大限のエネルギーを得ることができる食べ物です。**果物のエネルギー転換効率は九〇％、**つまり、消化のためにからだが失うエネルギー量は、その果物がからだに与えてくれる総エネルギー量のわずか一〇％でしかありません。一方、米はその消化に三〇％のエネルギーを使ってしまいます。肉では七〇％も使ってしまうのです。

⑶からだは酵素を求めている——果物には酵素（生命力）が凝縮している

さらに加えて新鮮な生の果物や野菜には、生命力、生命の根源ともいわれる**酵素**が豊富に含まれています。こうした食べ物を食べれば、この酵素のおかげで体内の自前の酵素を使わずに、楽に消化・吸収することができるのです。それによって消化のプロセスで節約できた酵素は、ほかの生命活動に振り向けることができるというわけです。

ほかの生命活動とは、まず第一に有害な毒素（老廃物）の排泄です。つまり、この活動が促進されることによって減量も可能となるのです。

食べ物を加熱すると、酵素は摂氏五四・四度で死んでしまいます。酵素を失った食べ物にはもはや生命力はありません。生のゴマは地面にまくとやがて芽を出しますが、炒《い》りゴマをまいても芽を出すことはありません。冷蔵庫の隅に忘れられていた生のニンジンが、芽を出していることに気がついたことのある人もいると思いますが、加熱調理したニンジンは決して芽を出すようなことはないのです。

この違いは生命力です。私たちは、死んだものからはなんの恩恵も受けることはできないし、むしろ寿命が縮められてしまうのです。

「水分や酵素が豊富に含まれた生のものを食べることの重要性」について半世紀以上研究しつづけてきたノーマン・ウォーカー博士はこの点について、著書『Pure & Simple Natural Weight Control』（『自然の恵み健康法』春秋社刊）で次のように述べています。

・新鮮で天然のままの状態にあるすべての植物、野菜、木の実、種などは原子と分子で構成されている。それらが天然の状態であれば、これらのなかには「酵素」という活力に満ちたパワーが内在している。**酵素とは生物の生きた細胞の分子と原子に存在している「生命の源」**といえるものである。

・**人間の細胞内にある酵素は、植物の細胞内の酵素と酷似**している。そして人体を構成する原子と植物を構成する原子は、互いに引き寄せ合う性質があり、その性質を利用し人間のからだは細胞をつくりかえるために特定の原子が必要になると、摂取《せっしゅ》した天然のままの食べ物から同じタイプの原子を人体に引き寄せる。

・右に述べたしくみがあるからこそ、私たち人間のからだは天然の食べ物の細胞から、酵素という目に見えないパワーを与えてもらい、活気づけられているのである。しかし、この磁石のような誘引力は生きている分子間同士でなければ作用しない。酵素は熱に対して非常に敏感で、摂氏五四・四度以上になると死滅する。それ以上の高温で調理された食べ物はどんなものでも、そこに内在していたはずの酵素はすべて失われているのである。**加熱調理された食べ物は死んだ食べ物**以外のなにものでもない。

・死んだ食べ物は、その生命体としての価値や栄養価値をすべてなくしてしまう。しかし、そのような食べ物でも人間の組織の中で自らの命を支える役割だけはしているが、それは、健康、エネルギー、活力を次第に衰退させるという高い代償のもとで行なわれているのである。

これでおわかりのように、酵素は生きもの（人間、動物、植物）すべてに存在し、その生命活動を行なっている物質で、「生命力の根本」と考えることができます。

酵素がなければ私たちは何もできません。見ることも考えることも、心臓を動かすことも、呼吸することも、やせることもできません。食べたものを消化することも、食べ物からとり込んだビタミンやミネラル、タンパク質、炭水化物、脂肪を利用することもできないのです。そしてエネルギーをつくることもできなければ、細胞の入れ替え、組織の修復、有害な毒素（老廃物）の排泄もできません。

酵素のタイプには三種類あります。一つは食物に含まれる食物酵素です。この酵素のおかげで、緑のバナナは黄色く熟し、トマトやマンゴーは赤く熟すことができるのです。あとの二種類は動物の体内でつくられる消化酵素と代謝酵素です。

ヒトの体内でつくられる酵素は三〇〇〇種類にも及びますが、酵素の製造能力にはかぎりがあり、加齢とともに低下していきます。その意味では酵素は生まれてくるときに与えられる銀行預金のようなものといえるでしょう。

一般に老人の酵素の量は赤ちゃんの一〇〇分の一しかありません。八〇歳の老人の酵素は二五歳の人の三〇分の一です。酵素預金を無駄遣いすると早く減ってしまいます。生の果物や野菜の摂取量が、加工食品や加熱したものよりずっと多い食事をしている人は、酵素預金を節約することができるために、いつまでも若々しくエネルギッシュでいられます。

八〇代でも六〇代にしか見えない人と、四〇代でも六〇代に見えてしまう人との違いの一つは、そこにあります（適度な運動を定期的に行なっていることも、重要な要素です）。

エネルギーの低下、肥満、疲労感、消化力低下、便秘、免疫力低下、老け込み、早い死の訪れ、どれもみんな酵素預金の低下が招いたものです。若さと健康の秘訣はこの酵素にあり、酵素預金を節約するためにも、**酵素を多く含む食べ物（新鮮な生の果物と野菜）をたっぷりと食べる**ことが大切なのです。

(4)からだは健康づくりのための栄養素を求めている――果物・野菜こそ完全食品

[タンパク質――果物は母乳以上のタンパク源]

果物と野菜にはタンパク質を構成しているアミノ酸が豊富に含まれています。バナナに含まれるタンパク質は、赤ちゃんの理想的な食べ物とされる母乳に含まれる量と同量（カロリーの五％）です。オレンジには七・八％、イチゴには一〇・二％も含まれています。

私たちの**からだが必要としているタンパク質の量は、一般に信じられている量よりずっと少量**（一日約二五g）です。こんなに少なくてすむのは、私たちのからだは自らタンパク質の七〇％を体内でリサイクルしているからです。

成長するもの（果物や野菜、穀物、豆類などの植物）にはすべてタンパク質が含まれているので、果物を主食にしていてタンパク質不足になることは決してありません。信じられないことかもしれませんが、一〇〇キロカロリー当たりで見ると、ブロッコリーに含まれるタンパク質は、ステーキの二・二倍もあるのです（詳細は一六九ページ参照）。

【ビタミン、ミネラル——果物はビタミン、ミネラルの宝庫】

果物と野菜はビタミン、ミネラルの宝庫です。これらの成分は酵素とともに働き、からだの代謝機能が円滑に行なわれるのに役立っています。私たち人類を含む霊長類は、体内でビタミンCを合成することができない唯一の動物です。すなわち私たちのからだは、ビタミンCの宝庫である果物を食べなければ機能していけないからだにつくられているのです。

また、ミネラルは健康な血液や骨、そして組織のつくりかえに必要な栄養成分を豊富に与えてくれます。果物や野菜には、体内でつくることのできない必須脂肪酸も含まれています。アボカドや木の実、種子類（いずれも果物）はすばらしい必須脂肪酸源です。

【食物繊維――動物性食品には含まれていないすぐれもの】

ガン、心臓病、脳卒中など日本やアメリカなど近代文明諸国に住む人々の三大キラー、別名「生活習慣病」を撲滅する鍵《かぎ》は、私たち現代人の食事に最も不足している栄養、**「食物繊維」「抗酸化物質」「ファイトケミカル」の三つの摂取**にあります。これらは動物性食品にはまったく含まれていない植物固有の成分です（ビタミンEは動物性食品にもごく微量に含まれています）。

果物と野菜に豊富に含まれる食物繊維は、私たちのからだの内側をきれいに保ち、毒血症（すべての病気の根源）を一掃する強力な味方です。加工精製食品や動物性食品を中心とした現代人の食事では、食物繊維がほとんど摂取できません。

生涯スリムで健康な人生を送るには毎日三〇～四五gの食物繊維が必要ですが、ファストフードやコンビニ弁当を常食し、新鮮な果物や野菜サラダを食べない人たちは、毎日一二g程度の食物繊維しか摂取できていません（平均的日本人の摂取量は一六g）。

果物や野菜を生で加工せずに食べたとき、中に含まれる食物繊維（不溶性）は大腸の箒《ほうき》となって老廃物をさらい出してくれます。ところが食べる前に加熱してしまうと、熱がその生命力を破壊してしまうため、生命のないものに変わってしまいます。腸内を清掃してくれるモップとしての働きは失われ、かえってネバネバしたカスを腸壁に擦《こす》りつけていくことになるのです。

こんなことを長年の間つづけていると、ネバネバ状の堆積物は発酵《はっこう》し、毒血症を引き起こすことになります。大腸は不活発になり、形が変形し、便秘、大腸炎、憩室《けいしつ》（臓器の壁面が拡張してできる小さな部屋状のできもの）、ポリープ、大腸ガンなどへと悪質化していくことになるのです。

また、リンゴに含まれるペクチンのような水溶性の繊維は、脂肪やコレステロールの代謝を高め、心臓病のリスクを減らすのに役立つことも最近の科学が明らかにしています。

［抗酸化物質、ファイトケミカル――生活習慣病撃退の切り札］

果物と野菜に含まれる栄養成分の極《きわ》めつきが抗酸化物質（七九ページ、注１参照）とファイトケミカル（同、注2参照）です。これらは生活習慣病を予防・改善するのに決して欠くことのできない成分で、植物がさまざまな外敵や酸化によるダメージから自分自身を守るための化学物質です。これらも動物性食品には決して含まれていません。

この成分を豊富にとっていると、ガンや心臓病、脳卒中ほか、病気全般を予防したり改善したりすることができることが、この一〇年あまりの間に行なわれてきた科学的な研究から明らかになってきました。

そのため、アメリカでは政府をはじめとして多数の健康関連機関（国立ガン研究所、疾病予防コントロールセンター、米国ガン研究所、米国ガン協会、米国心臓病協会、米国栄養協会、国立衛生研究所ほか）がこぞって、従来の動物性食品（肉、卵、牛乳・乳製品）中心の食事を改めるよう指導を始めました。果物と野菜にウェイトを置いた植物性食品中心の食事への転換を図るため、国民への啓蒙運動を活発に展開し始めたのです。それが今注目を浴びている「5 A DAY《ファイブ・ア・デイ》」キャンペーンです（七九ページ、注3参照）。

栄養と健康のエキスパートたちは異口同音に、低脂肪、減塩、アルコールの摂取量を減らすという従来の健康アプローチでは病気予防には不十分であり、果物と野菜に重点を置き、全穀物（白く精製されていない穀物。玄米や黒パンなどとして食べる）、豆類、木の実、種子、海藻、発芽野菜（モヤシほか）といったプラントベース（植物性食品中心）の食事への転換を強調しています。

まさにこれはナチュラル・ハイジーンの食べ方と一致したものです。一〇年前から始まったこの運動の成果は、生野菜・果物の売り上げを四一・一％も増加させ、三六〇億ドル（約四兆六八〇〇億円。一ドル一三〇円の換算）市場にまで成長させました。生野菜・果物がスーパーマーケットの売り上げ全体に占める割合も一二・七％とほぼ倍増。売り場面積も九・三％ふえています。

今日アメリカ人は、日本人の一・五倍の果物を、そして、二倍の緑葉野菜を食べています。街のいたるところにサラダバーがあり、ベジタリアン専門のレストランも次々に誕生しています。インターネットでベジタリアンに関する情報サイトへアクセスする数は毎月九〇万件もあるといい、ベジタリアンへの関心は高まる一方です。

二一世紀の食事トレンドは紛《まぎ》れもなく「果物と野菜を中心とした食事」であることを非常に多くの科学者や医師たちが予告しているのです。

⑸からだはアルカリ性を求めている――果物・野菜はアルカリ形成食品

私たちの**からだはPH七・三五~七・四の弱アルカリ性**に保たれています。この狭い領域から逸脱すると、からだは正常に機能を保つことができなくなり死んでしまいます。

からだが少しでも酸性に傾くと、疲れ、スタミナ低下、膨満感《ぼうまんかん》、余分な体重、さまざまなアレルギー症状、白髪、脱毛、神経の爆発（イライラ、短気、怒りっぽくなる）、目の縁の隈《くま》、顔のシワなど、生命に直接影響を及ぼさないとだれもが考えている異常が発症します。それはやがては潰瘍《かいよう》、高血圧、心臓病、糖尿病、ガンなど、いわゆる生活習慣病や不治の病と呼ばれるものを引き起こしていくことになるのです。

からだを弱アルカリ性に保つには、果物や野菜、豆類、雑穀《ざっこく》（アワ、ヒエ、キヌア、そば粉一〇〇%使用のそば）、海藻類などのようなアルカリ形成食品のほうが、動物性食品や穀類（米、パン、そば以外の麺《めん》類）のような酸形成食品よりずっと多くなる食事を心がける必要があります。

水分を多く含む果物と野菜は、からだを弱アルカリ性に保つために欠くことのできないすばらしいアルカリ形成食品なのです。からだを弱アルカリ性に保っておくと、正常な体重の維持、美しい肌、スタミナ、健康、長寿、人生の充実感などをはじめとして、想像以上のさまざまな恩恵が与えられることでしょう。

以上の説明で、水分を豊富に含む食べ物がいかにすばらしい食品であるかということがおわかりいただけたと思います。

美と健康のために私たちがなすべきことは、**果物と野菜の摂取量を食事の七〇%**とし（果物三〜五サーヴィング、野菜四〜一〇サーヴィングが理想。「サーヴィング」については八二ページ、表1・表2参照）、パンや米、肉、魚、乳製品などの凝縮食品の摂取量を三〇%ほどに控えることです。

ただし、動物性食品はできるだけ控えるようにします。その理由については第4章で記します。生きているからだは主に生命力の豊富な食べ物からつくられます。凝縮食品では決して補えないパワーを果物と野菜は与えてくれるのです。

なお、老廃物を排泄している期間は、個人差にもよりますが、多少の不快な症状を経験する人もいます。これは体内に長年ため込まれていた宿便《しゅくべん》が出ていくときの典型的な症状（好転反応）ですから、心配するには及びません。下痢止めを飲んだりすると、せっかくの解毒のプロセスを自ら止めてしまうことになります。

私の場合、真っ黒でまさにコールタール状の便を長いこと排泄していました。あまりの臭《くさ》さにお手洗いのドアが閉まっているのに一〇〇メートル先までもにおっていくのではないかと心配したほどでした。もっと驚いたことは、以前大量に飲んでいたコーヒーやビタミン、ミネラルなどのサプリメント、痛み止めのにおいのする尿や息が、何日も出てきたことです。もうずっとコーヒーを飲んでいないのに、口の中はカフェインが充満し、まるで濃いコーヒーを飲んだ直後のような神経の高ぶりを経験したり、口に塩が詰め込まれたかのようにしょっぱくなったこともありました。

それから鼻風邪をひいたときのように、鼻水が出る日がずいぶん長いことつづきました。これらはからだに長年ため込まれていたカフェインやよけいな塩分、からだが利用できない薬やサプリメント、食品添加物、そのほかさまざまな毒素（有害な老廃物）が、四つの排泄器官（腸、膀胱《ぼうこう》、呼吸器、皮膚）を通して、少しずつ排泄されている証拠でした。

からだの内側を清浄にしてやったために、からだにため込まれていた不要なものが洗い流されてきたのです。やがて、おなかや胃のまわりについていた贅肉《ぜいにく》は、えぐれるようにとれていきました。臭いオナラやウンチも出なくなってしまいました。痛みはなくなり、からだが信じられないほど軽くなってきました。

あなたもぜひ、この爽快感《そうかいかん》を経験してください。からだを浄化し、毒血症をなくすための手段として、**「毎日水分をたくさん含む食べ物を豊富にとること」**これが**「第1の原則」**です。

（注1）抗酸化物質

ベータカロチンやビタミンC、ビタミンE、セレニウムなど細胞が酸化によって引き起こされるダメージから守ってくれる物質。免疫機能をも高める。

（注2）ファイトケミカル

植物に含まれている特有の色素や香りの成分で、私たちのからだをガンや心臓病、脳卒中から防ぐのに役立つ強力な化学物質。リコピン、フラボノイド、イソチオシアネート、サルフォラフェーン、ルテイン、カプサイシン、アントシアニンほか無数にあり、これまでに発見されているものはほんのわずかにすぎない。

（注3）5《ファイブ》 A《ア》・DAY《デイ》

国立ガン研究所とベターヘルス財団（よりよい健康づくりをめざす青果商の団体）が中心となり、米国農務省や厚生省、疾病予防コントロールセンターはじめ多数の健康関連機関、学校、大手企業、スーパーマーケットなどが協力して行なっている果物と野菜による健康増進運動。

米国政府おすすめのフード・ピラミッド（ダイエタリー・ガイドライン＝食事指針）が示す一日最低五サーヴィングに基づき、果物と野菜をとるようにすすめ、「5 A DAY《ファイブ・ア・デイ》」キャンペーンを活発に行なって、国民に果物や野菜をとることの重要性を教育している。

実際には一日五サーヴィングではまだ少なく、国立ガン研究所は当初、一〇サーヴィングとることとの必要性を訴えたが、現実問題としてアメリカでは一日五サーヴィングとっている人はわずか一〇％しかいず、大人の四五％は果物を、また二二％は野菜を一つもとっていないということから、実行可能な量ということで、一日最低五サーヴィングに落ち着いた。

五サーヴィングというのは果物の量が二〜四サーヴィング、野菜が三〜五サーヴィング、両方合わせて最低五サーヴィングとるように、という意味。最高から最低までとる量に幅を設けているのは、子ども、女性、男性に差があるため。

◎ナチュラル・ハイジーンの教えでは、一日最低七〜一五サーヴィング（果物三〜五サーヴィング、野菜四〜一〇サーヴィング）としているが、最近アメリカのメディアで話題を呼んでいる『沖縄プログラム』(『The Okinawa Program』Clarkson Potter Publishers, New York) の著者たちは、沖縄の人々が世界一健康で長寿なのは、一般に思われているような豚肉のおかげではなく、彼らが一日九〜一七サーヴィングの果物と野菜(果物二〜四、野菜七〜一三)をとっているからだと述べ、テレビの報道番組各種で果物と野菜の摂取量を大幅にふやすことの重要性を国民に訴えている。

（表1）米国政府がすすめる野菜と果物の摂取量

	野菜	果物	計
子ども	3サーヴィング	2サーヴィング	5サーヴィング
ティーン、女性	4サーヴィング	3サーヴィング	7サーヴィング
男性	5サーヴィング	4サーヴィング	9サーヴィング

（表2）アメリカの1サーヴィングの量

（アメリカの1カップの量……225mℓ）

果物	中ぐらいのリンゴ 1個(約160g) バナナ 1本(約130g) オレンジ 1個(約160g)など 切った果物、加熱調理した果物*、缶詰の果物*など 1/2カップ 果物のジュース 3/4 カップ
野菜	生の緑葉野菜 1カップ そのほかの野菜、生または加熱調理したもの* 1/2 カップ 野菜ジュース 3/4 カップ

（＊印のものは本書ではおすすめしません）

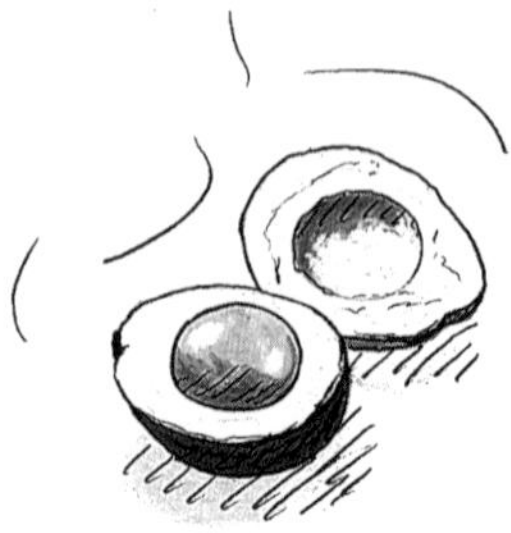

（表3）抗酸化物質・ファイトケミカルが豊富に含まれる食品

ベータカロチン	ニンジン、カボチャ、サツマイモ、ブロッコリー、ホウレンソウ、小松菜、ケール、春菊、モモ、イチゴ、カンタロープ（赤肉メロン）
ビタミンC	柑橘類、キウイ、イチゴ、トマト、ブロッコリー
ビタミンE	種子類や木の実類、未精製の全穀物
セレニウム	未精製の全穀物、ブロッコリー、ネギ類、トマト
リコピン	トマト、そのほかの赤い果物
フラボノイド	大豆、ネギ類、ケール、セロリ、ブロッコリー、カブの葉、緑茶、ソラ豆、ヒヨコ豆、インゲン、レンズ豆、ピントビーンズ（ぶちインゲン豆）、アプリコット、イチゴ、ブドウ、リンゴ、（赤ワイン、ダークチョコレート）
サルフォラフェーン	ブロッコリー、キャベツ、芽キャベツ、カリフラワー、ケール
イソチオシアネート	キャベツ、芽キャベツ、カリフラワー、ブロッコリー、ケール
ルテイン	緑葉野菜
アントシアニン	ブルーベリー、赤いブドウ、イチゴ、柑橘類
カプサイシン	唐辛子
そのほか	無数

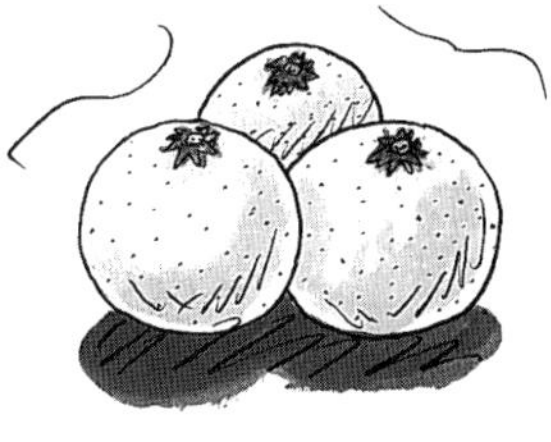

（表4）食品中の抗酸化物質（単位はmg）

（表示のないかぎり分量は　1カップ＝225mℓ）

食品名	ビタミンC	ベータカロチン	ビタミンE
リンゴ（中1個）	8	0.04	0.44
ブロッコリー	116	1.30	1.32
玄米	0	0.00	4.00
芽キャベツ	96	0.67	1.33
ニンジン（中1本）	7	12.00	0.28
カリフラワー	54	0.01	0.05
ヒヨコ豆	2	0.02	0.57
コーン	10	0.22	0.15
グレープフルーツ（ピンク1/2個）	47	0.19	0.31
ネービービーンズ	2	0.00	4.10
オレンジ（中1個）	75	0.16	0.31
オレンジジュース	124	0.30	0.22
パイナップル	24	0.02	0.16
大豆	3	0.01	3.35
ホウレンソウ（生）	16	2.30	0.57
イチゴ	84	0.02	0.23
サツマイモ	28	15.00	0.35

［資料］・Pennington JAT. Bowes and Church's Food Values of Portions Commonly Used. New York, Lippinotto1998.
・Messina M. Messina V. The Dietitian's Guide to Vegetarian Diets, Gaithersburg (Md), Aspen, 1996.
・USDA Nutrient Database for Standard Reference, Release 12, Last updated April 7, 1999.

第2の原則

「いつ」食べるのか

人間のからだには「食べるにふさわしい時間帯」が存在する

からだのすべての生理機能は
特定のはっきりしたサイクルのもとで行なわれている。
——チャールズ・シーズラー（ハーバード大学医学部教授）

人間のからだには「摂取と消化／吸収と利用／排泄」のサイクルがある

みなさんは今まで自覚していなかったかもしれませんが、私たち人間には**「二四時間周期のからだのリズム」**が存在します。からだは生まれてから死んでいくまで毎日欠かすことなく、ある一定のサイクルに基づいて機能しているのです。そして、人間が食べ物を処理する能力は、このサイクルとうまくかみ合っているかどうかによって大きく左右されています。

サイクルは、からだが毎日食べ物をとり入れること**（摂取と消化）**、その食べ物の一部をからだに同化させること**（吸収と利用）**、からだが使わなかった食べ物を捨てること**（排泄）**から成り立っていて、からだは毎日これをくり返していますが、実はそれぞれ、一日のうちで機能が最も活発になる時間帯が存在するのです。それが左の表です。

（表５）
からだのサイクル

正午〜午後八時	摂取と消化（食べることと消化の時間帯）
午後八時〜午前四時	吸収と利用（からだへの同化の時間帯）
午前四時〜正午	排泄（体内の老廃物と食物カスの排出の時間帯）

　このことは、私たちが実際に体験しているからだの状態を考えてみればよく理解できるでしょう。

　日中活動しているときには、おなかが減り食事をとります。食べるのが遅れると、空腹感をおぼえます。この時間は一日のうちでからだがいちばん効率よく食べ物をとり込み、消化できる摂取と消化の時間帯です。

　睡眠中、からだは体内にとり入れた食べ物から抽出された栄養を積極的に吸収・利用して、からだに同化させています。この時間はからだの成長や細胞の入れ替え、組織の修復が最も活発に行なわれる吸収と利用の時間帯です。

　朝めざめたときの状態を思い浮かべてください。私たちの息は臭《くさ》く、舌は多分白っぽい膜で覆われているはずです。それは、からだが使わないもの（老廃物）を排出しているからなのです。「排泄」の時間帯で行なわれることは、一日一回の排便と数回の排尿だけではありません。からだのすべての細胞や組織から老廃物をとり除く作業がすべて排泄なのです。排泄の時間帯には、大腸、膀胱《ぼうこう》ばかりか、呼吸器官、皮膚からも、精力的に老廃物の排泄を行なっているのです。

からだに定期的にたまっている有毒な老廃物が、この時間帯に毎日効率よく排泄されていけば、からだは常に清潔に保たれ、病気のもととなる毒素はたまらず、健康なからだを保っていくことができます。

排泄は有毒な老廃物をとり除き、からだを浄化するためにからだに備わっているメカニズムで、私たちが息をしているのと同じように、自動的に行なわれているものです。この自然のサイクルを妨げないかぎり、からだには老廃物がたまっていくことはなく、肥満も病気も起こりません。

この自然の「二四時間のサイクル」が乱されるとどうなるか、海外旅行に行ったことのある方なら、だれでも経験されているはずです。「時差ボケ」とはまさに、この自然のリズムが時差のために乱された結果生じるグロッキーの症状です。あるいは、深夜に食事をすると、翌朝スッキリとはめざめられないと感じている方も多いと思います。それは食べ物が胃から出ていったあとの同化活動を、夜中の食事が妨げてしまったことから起こっているのです。深夜に食べるとなると、すでにからだは吸収・利用の態勢に入ってしまっているうえ、その作業にふさわしい時間帯が終了する午前四時までは数時間しかないことになります。したがって食べた物は「吸収と利用の時間帯」では完全に消化されず、体内での吸収・利用も不完全な状態のまま朝を迎えることになってしまうのです。

同化の時間が延びれば、それは「排泄のサイクル」の時間帯まで侵入することになり、当然、排泄活動を乱すことになります。結果として四つの排泄器官（大腸、膀胱、呼吸器、皮膚）から毒素を速やかに排出する準備が整わないうちにめざめるという最悪のケースになるのです。

めざめたときの気分の悪さは、まだ毒素（代謝副産物や有毒物質）が排泄器官に至らずに、組織内にとどめられていることによって引き起こされているのです。こうした「摂取と消化／吸収と利用／排泄」のサイクルを無視した長年の食事習慣が、老廃物を蓄積させることになり、毒血症や体重増、ひいては病気の発症へとつながっていきます。

消化機能を十分に活躍させるためには、食後三時間の余裕を持たせることが理想的です。

たとえば夕食は摂取サイクルの終わりである午後八時から三時間前、つまり午後五時、早めの夕食が理想的といえます。三時間というのは食べ物が胃から出ていくために必要とする時間で、もしこれが実行可能ならば、「吸収と利用」は時間帯どおりに始まり、結果として、からだの老廃物などはスムーズに排泄されることになります。

●朝食を必ずしも必要としない理由

ではここで朝食の時間帯について考えてみましょう。「排泄の時間帯」は午前四時から正午までです。そして「摂取と消化の時間帯」は正午からになっていて、いったい朝食はいつ食べればいいのかと思われた方も多いのではないでしょうか。

あまりにも常識はずれだとびっくりなさるかもしれませんが、実は、**人間のからだは朝食を食べるようにはつくられていない**のです。宣伝によってつくりあげられた「朝食信仰」を守っている人は、毎日貴重なエネルギーを浪費させ、排泄を妨げ、毒血症を発症させ、自ら病気の準備をしているようなものです。

本来おなかがすいていないにもかかわらず、習慣的に、あるいは一日でいちばん大事な食事だと洗脳されているために食べているのが朝食です。生理学上、朝は本来の空腹は生じません。ひと晩眠ったあと、肝臓にはおよそ二〇〇〇キロカロリー分のブドウ糖（からだの燃料）が蓄えられており、この分量がかなり減るまで、ほんとうの空腹は起こらないのです。

本来空腹は、お昼前に起こるようなことは滅多にありません。午前中食事を抜いてもたいていの人が持ちこたえることができるのはそのためです。むしろ朝食をとることによって、からだは不必要な食べ物の消化のために、莫大《ばくだい》なエネルギーを浪費してしまうことになるのです。私たちのからだが行なう活動のなかで食べ物の消化ほど、多量のエネルギーを使用するものはありません。

私たちが一日三食食べるようになったのは、比較的最近のことです。古代ギリシャやローマの全盛時代、この両国では一日一食が決まりでした。これらの国の兵士たちは、今の時代なら超一流のアスリートに匹敵するほどの強靭な男たちでした。衣類や食料のほかに、今日のポーターならよろめきながら歩くような鉄の重荷を持って何日も行軍したといいます。

彼らの食事は一日の仕事を完全に終えたあと、と決められていました。食事をすると仕事の能力が低下してしまうからです。日本でも一日三食の習慣が始まったのは室町時代あたりからといわれています。

からだは午前中、排泄を最も活発に行なうようにつくられています。眠っている間に肝臓に蓄えられたエネルギーを排泄のほうへ振り向け、からだの中にたまっている老廃物の排泄を行ないます。

これはからだを浄化し、有害な物質をとり除くための自然のプロセスであり、この作業が円滑に行なわれていくかぎり、私たちは決して肥満にならないばかりか、肩凝り、頭痛、腰痛、神経痛、便秘、貧血、ニキビ、肌荒れ、さまざまなアレルギー（花粉症、湿疹、アトピー性皮膚炎、喘息《ぜんそく》など）に悩まされるようなことは決してありません。

朝食をとることは、その時間帯に最も活発に行なうようにプログラムされている排泄作業用のエネルギーをからだから奪いとることになります。なぜなら、からだに食べ物が入ってくると、からだはその消化を最優先して行なわなければならなくなるからです。そのままにしておけば、食べたものは摂氏三七度という消化器官の内部で腐敗・発酵し、非常に有害な物質をつくり始めるからです。

あなたがスリムで健康なからだを望んでいるとしたら、老廃物の排泄やからだの浄化のために充《あ》てられるべきエネルギーが朝ご飯の消化に振り向けられてしまっているという事実に早く気づくべきでしょう。

多くの人々が嘆いているおなかやお尻周辺のよけいなものは、排泄されずにいる有害な老廃物です。通常毎日一度は排便があるという人でも、腸に四〜五キロの宿便をため込み、大腸の七〇％は古い便で詰まっているといいます。

午前中、正午までは、からだのエネルギーの大半を老廃物の排泄とからだの浄化を集中的に行なうほうへ振り向けてやれば、からだに有害な老廃物をため込むようなことはなくなります。排便は一日に二〜三度あるようになり、宿便がとり除かれて、先にあげたような肥満やさまざまなからだのトラブルからも解放されていきます。

それればかりか、年をとると避けられないと思われている血圧、血糖値、コレステロール値、中性脂肪値、尿酸値《にようさんち》、肝機能などの異常、関節リウマチ、ガン、心臓病、脳卒中などの諸症状さえも避けることが可能となるのです。

朝食を抜いた経験がある人には実感できると思いますが、朝、何も食べなくても昼食時間まで十分持ちこたえることができたのではないでしょうか。

その理由は、この「からだのサイクル」をあてはめてみれば十分納得できることでしょう。人間のからだは正午までは「排泄」を求めているのです。決して食事を求めているわけではありません。

昼食時間が過ぎても食べずにいると、からだはだんだん不快になってくるのも同様の理由です。からだはすでにそのとき「摂取と消化の時間帯」に入っていて、食べ物をとり入れる準備態勢が整っているからなのです。

「朝食はしっかりとりましょう」という掛け声のもと、この伝統的な悪しき食習慣こそが、からだにとって最も大切な「排泄の時間帯」を妨げ、太りすぎで悩む人をますますふやす元《げん》凶《きょう》になっているのです。

満腹になるまで朝食をとり、昼食時にもおなかいっぱい食べ、夜も豪華なディナーを食べていては、排泄よりもとり込むほうに圧倒的な時間を割《さ》いていることになります。これではいつまでたっても贅肉とは訣別《けつべつ》できません。

「からだのサイクル」を頭に入れて食生活をつづけていくと、私たち人間が自然界の一つの生き物であることを再確認し、自然のリズムのすばらしさをはっきりと自覚できるようになります。有害な老廃物や毒物を体外に排出させる力、肥満したからだを本来のスリムな体型に戻す力、それらは自然が与えてくれた人間本来の機能なのです。

自然のリズムともいえるこうした「からだ本来のサイクル」に基づく生活習慣に戻せば、たちどころに体重は減り、からだにまつわる悩みは消え去り、人間のほんとうの姿と生きる喜びを深く感じることでしょう。

朝（午前中）、からだの自然な排泄作業を妨げず、しかも何か食べたいという欲望を満たしてくれる理想的な食べ物があります。もう想像がつくと思いますが、それは消化にほとんどエネルギーを使わない「果物」です。

私はこの一二年間というもの、午前中は果物しか食べていません。それ以前の四〇年間は（乳児期を除き）、朝しっかりと、ご飯と味噌汁《みそしる》、魚の干物と海苔《のり》、あるいはパンと卵、牛乳、コーヒー、果物の朝食をとっていましたが、現在の**「フルーツ朝食」**のほうがはるかに体調が良く、エネルギッシュに午前中の時間を過ごせています。

排泄が妨げられないために、からだはいつもすっきり、おなかのまわりには贅肉一つありません。これも朝食をしっかり食べなくなったおかげです。

第3の原則

「どのように」食べるのか

食べ物には「正しい組み合わせの原則」がある

心臓病、脳卒中、糖尿病、関節炎、骨粗鬆症をはじめとする
ほとんどの病気の犯人は、
バランスのとれた食事であると考えられる。
――ジョン・マクドゥーガル（医学博士）

●「バランスのとれた食事」が病気を引き起こす

正しい食生活の原則として私たちが教えられてきた食べ方は、「バ、ラ、ン、ス、よ、く、食べる」というものです。しかし、これほど消化器官を混乱におとしいれ、肥満や病気を引き起こすことになるアドバイスはありません。

バランスよく食べても、食べすぎの原因となるだけで、実際には決してスリムで健康にはなれないのです。それが事実であることは、今日のアメリカ人たちの健康状態が証明しています。アメリカでは、成人の三人に二人は過体重か肥満、四人に三人は心臓病かガンに冒さ

れて死んでいきます。この数字は一九五六年から米国政府が熱心に指導してきた四大基礎食品グループに基づいて、アメリカ人がバランスよく食べてきた結果なのです。

セントヘレナ病院ヘルスセンター（カリフォルニア州ナパ）のジョン・マクドゥーガル博士は、**「こうした病気の主原因は米国政府が定めた『バランスのとれた食事指針』に従っているせいだ」**と指摘し、具体的に表6（九七ページ）のような病名をあげています。

この悲惨な健康状態を改善するため、四大基礎食品グループに代わるものとして一九九二年に公表されたのが「フード・ピラミッド」（九七ページ、図1参照）です。

ここではこれまで最も重要な食品群とされていた動物性食品（肉、魚、乳製品、卵など）は、穀類や果物、野菜よりも重要度の低い位置に後退しました。動物性食品は脂肪やコレステロールが多く含まれ、心臓病や脳卒中、ある種のガンの主因となることが明らかになってきたためです。

政府や健康関連法機関では、このフード・ピラミッドに従って、穀類、野菜、果物などの植物性食品が食事の三分の二を占めるようにという指導を行なっていますが、もはやこれも時代遅れとしかいいようがありません。

このフード・ピラミッドに従って食べても、肥満は避けられず、完全に消化されない物質

（図1）
フード・ピラミッド

1992年に米国農務省と保健社会福祉省によって発表されたもの。底辺に近いほど（容積の多いものほど）摂取量を多くするようにとの指針が込められている。四大基礎食品グループに比べ、かなり改善されてはいるが、それでもなお時代遅れの考え方であることに変わりはない。

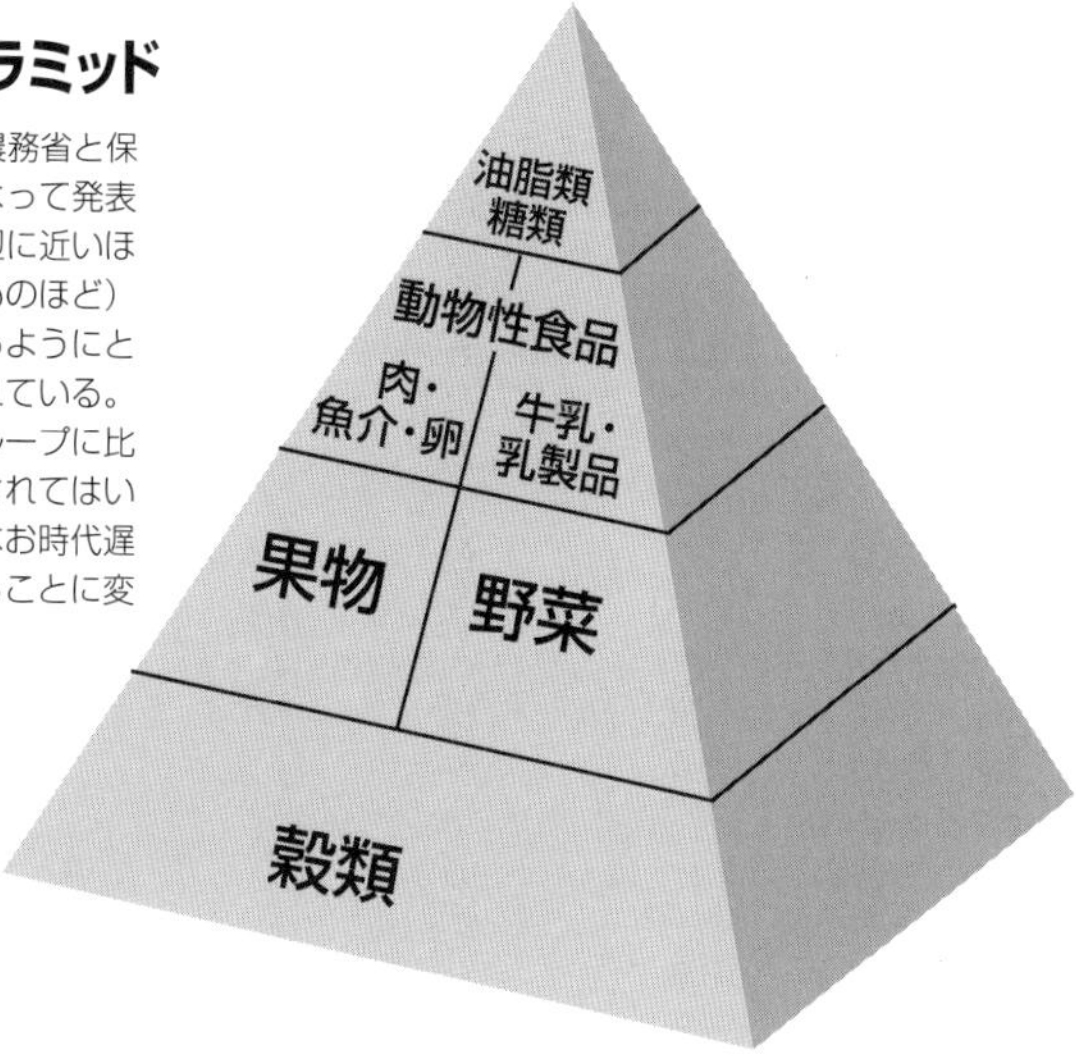

（表6）バランスのとれた食事が引き起こす病気

組織系統の病気	心臓発作、関節炎、動脈硬化、糖尿病（成人型）、アレルギー、痛風、ホルモンのバランス異常、高血圧、腎不全、腎石多発(性)硬化(症)、肥満、骨粗鬆症、脳卒中
消化器系障害	盲腸炎、大腸炎、便秘、下痢、憩室胆石、胃炎、痔裂孔、ヘルニア、消化不良、吸収不良、ポリープ、潰瘍
ガン	前立腺、乳房、大腸、リンパ腫、腎臓、すい臓、精巣(睾丸)、子宮

（「Dr. McDougall's To Your Health」より）

によって、からだは汚染されてしまうことが明白だからです。

最高の健康づくりをめざすには、これから述べる「第3の原則——食べ物の正しい組み合わせ」に基づき、消化の化学作用に適した組み合わせで献立をつくることこそが絶対条件なのです。

消化はマラソン並みの重労働。食後の眠気は自然の理

栄養士たちは主食のご飯（パン、うどん）、主菜（肉、魚、卵）、副菜（野菜、イモ類）をそろって摂取することが、健康づくりの基本だと教えています。しかしこのような「性質の異なる食べ物」を一回の食事で同時にとる食べ方は、視覚や嗅覚《きゅうかく》、味覚を刺激しすぎるため、食べすぎを助長し、肥満や消化のトラブルを引き起こすだけで、メリットは何もありません。

「腹八分め」とは、**食べすぎは寿命を縮める**ことを示唆した教えです。およそ三八〇〇年前に刻まれたエジプトのピラミッドの刻印に「人々は食べた物の四分の一の栄養で生きられる。残りの四分の三は医者のために食べているのだ」（必要以上のものを食べれば病気になり、

医者にかかるという意味です）と記されています。その頃からすでに栄養過多を戒《いまし》めているのです。

どんな動物も摂取カロリー量を三〇％少なくすると、寿命は五〇％伸び、老化に伴う病気（腎臓《じんぞう》、心臓、関節などに生じる疾患）も激減することが実験で証明されています。

食べすぎれば食べすぎるほど、多くのカロリーを燃焼させなければならなくなり、その代謝副産物であるフリーラジカル（活性酸素）の量をふやし、細胞の老化を早めたり、ガン細胞の形成を助長していくことになります。

さらに、**消化には莫大なエネルギーを要します**。おなかいっぱいごちそうを食べたあと眠くなったり、横になりたくなったりするのはそのためです。まさにこれは、「消化作業に膨《ぼう》大《だい》なエネルギーを使う必要があるから、しばらくほかの活動はしないで休んでほしい」という、からだから出されるサインなのです。

実際平均的な食事の消化に要するエネルギーは、フルマラソンで消費するエネルギー量（約一六〇〇キロカロリー）にも相当するのです。駅まで一五分の距離さえ歩くのが苦痛でバスやタクシーを使う人にとっては、自分にそんなエネルギーが潜んでいたとは信じられないでしょうが、バランスのとれた食事では消化にエネルギーを大量に使ってしまうため、からだに残されたエネルギーはずっと少なくなり、ほかの活動（排泄などの作業）が十分に行なわれなくなってしまいます。

私たちのエネルギーを最も多く使わなければならないのは、からだにため込まれている有毒な老廃物をとり除くことのほうです。それには食べすぎを防ぎ、食べ物が長時間消化器官にとどまらないような賢い食べ方をして、エネルギーを節約することなのです。

●「消化のしくみ」を知って、からだをいたわる

おなかがはちきれそうなほどたくさん食べ、そのあとで胃もたれや胃酸過多のために薬を飲んでいる――多くの人が犯しているこうした行動は愚《おろ》かとしかいいようがありません。

日本には五六〇種類もの胃薬があり、その消費量は世界一です。**「バランスよく食べなければならない」という時代遅れの栄養学**のために、人々は消化器官の処理能力以上のものを食べすぎ、消化不良に悩まされているのです。

自然界に棲む野生の動物たちは、どれもみんな一品料理を食べていて、五品や七品もつくフルコースを食べている動物など存在しません。この地球上の生き物で食事を複雑にしてい

るのは、唯一、人間だけなのです。

自然界の動物たちの食事は、たいてい一度に一つの食べ物だけです。そして彼らは人間のように消化不良を起こすこともなければ、栄養失調になることもなく、現代文明社会に生きる私たちよりずっと健康でエネルギッシュです。

人間が消化不良を起こし、胃腸薬が必要になる理由は、食べたものはみんな栄養になると思っている無知ゆえに、性質の違うさまざまな食品グループからそれぞれ選んで食べ、消化器官の中を台所のゴミバケツのようにしてしまっているからです。

私たちの消化器官は非常に複雑でデリケートな化学工場です。食べ物を食べると、その食べ物の消化にふさわしい消化酵素が最も適切なタイミングで分泌され、食べた物に含まれる栄養成分は、からだが活用できるような状態にまで分解されていきます。

しかし、からだがそのプロセスを完全に行なうには、**ある一定の条件（正しい組み合わせの原則）**があります。それを満たしていないと、食べたものは正しく消化されることができません。正しく消化されない食べ物は、からだになんの栄養も与えてくれないどころか、からだにたまる毒（よけいな体重や老廃物）の量をふやしていくばかりなのです。

食べた物が消化されるとき、タンパク質（肉、魚、卵、乳製品、木の実、種子類など）の消化にはその性質上、酸性の消化酵素が、そして炭水化物（米、パン、パスタ、麺類、調理済みのイモ類など）にはアルカリ性の消化酵素が必要です。

ごく一般的な「肉や魚（タンパク質）と米（炭水化物）」という組み合わせ（たとえば、カツ丼、牛丼、すしなど）や、「卵や牛乳（タンパク質）とパン（炭水化物）」（たとえば、目玉焼きとトーストという朝食）のような従来の組み合わせで食べた場合、タンパク質と炭水化物とはそれぞれ消化のための化学プロセスが異なるため、消化に非常に多くの時間がかかり、たくさんのエネルギーを費やさなければなりません。

それればかりか、消化が十分に行なわれないために、からだが栄養として利用することができない有害な老廃物を大量にため込み、からだを汚染し毒血症へ導いていくことになるのです。

摂氏三七度という消化器官内部に居座った肉などのタンパク質は、完全に消化されないうちに腐敗して、アンモニア、硫化水素、スカトール、メルカプタン、プトマイン、ロイコマイン、プリン体など、いずれも非常に毒性の強い有害物質を形成していくことになります。同様に、未消化の炭水化物は発酵してアルコールと二酸化炭素、酢酸（酢）などの毒性物質を形成していくのです。

あなたのオナラやウンチが臭かったら、消化器官内部が腐敗している証拠なのです。これからご紹介する「正しい組み合わせ」で食事をするようになると、この恥ずかしい悩みは完全に解消されてしまうことでしょう。

特に動物性タンパク質食品とデンプン質食品（穀類、イモ類などの炭水化物）をいっしょにとると、胃で効率よく消化することができません。お刺身とご飯、肉とジャガイモ、鶏肉と麺類、すし、うな重や天丼などのどんぶりもの、卵とトースト、チーズとパン、牛乳とシリアルなど、私たちが理想的なおいしい食べ方と信じて疑わない組み合わせはすべて、タンパク質とデンプン（炭水化物）によるものです。

いつもこのような組み合わせで食べている人は、たいてい食後に臭いオナラや便、膨満感、胃酸過多、胸焼け、ゲップなどを経験しています。食事をしたあと、六時間も七時間もたっているのに、胃のあたりが重苦しく感じたこともあるはずです。それこそが食べ物が完全に消化されていないサインなのです。

通常、食べ物は小腸に送られていくまでに、およそ三時間ほど胃にとどまっています。しかし動物性食品（タンパク質）とデンプン質食品（炭水化物）といった凝縮《ぎょうしゅく》食品（米、パン、肉、魚、卵、乳製品など）同士の組み合わせの食事では、最低八時間、ときには七二時間も、胃にとどまっています。特に肉や魚、卵などは、あなたの口に入ってから三日から四日も消化器官に居座り、栄養として使われない廃棄物がお尻から出ていくまでにはトータル五日から一週間もかかるのです。

バランスよく組み合わされたヘルシーな食事をしていると信じている人の排泄するウンチは、一週間も前に食べたもののカスだなんて、信じられますか。「正しく組み合わされた食事」をしている人の場合、栄養として使われない食廃棄物は、通常食べ物を口に入れてから八時間から一二時間でお尻から出ていってしまうのです。有害物質を消化器官に長時間とどめておくことは、大腸ガンの原因ともなるのです。

●食べ物はこうして組み合わせて食べる

食べ物の「正しい組み合わせの原則」とは、次のような非常に簡単なものです。

◎凝縮食品（米、パン、肉、魚、卵、乳製品など）を二つ以上いっしょにとらないこと。

◎肉や魚は、野菜といっしょにとること。ご飯やパンも、野菜といっしょに合わせて食べる

こと。

この原則は一般的な食べ合わせよりも効率よく楽に消化できるという発見から生まれたものです。そしてなによりのポイントは、この組み合わせによって、からだのエネルギーを合理的に活用できるようになることにあります。

このルールに基づいて実行すれば、だれもがその効果に目を見張ることでしょう。毎食後消化薬のお世話になっていた人は、このルールに従った直後から、もう薬はいらなくなってしまうはずです。

でたらめな組み合わせで食べ物を食べていても今のところなんの体調不良も感じない人もいることでしょう。そういう人でも一週間ほどこの原則に従って食べると、からだに多くの変化が起こってくることに気づくはずです。ましてや、無気力感、吹き出物、アレルギー、風邪、腰痛、不眠症などの持病を持っていた方はそうした症状があっという間に消えてしまうことに驚嘆することでしょう。

そのうえ、頭がはっきりし集中力が向上するなど、自分のからだを通してはっきりとその効果を認識できるので、いかに「食べ物の組み合わせ」が大切であるかわかっていただけると思います。これは自分で実際に経験してみないかぎりわかりません。

なお、豆腐や納豆、豆類などの植物性タンパク質食品は、動物性タンパク食品よりもタンパク質含有量が少なく、米やパンとの相性がよいため、ご飯やパンのおかずに組み合わせても、消化器官に混乱は起こらないので、いっしょに食べることが可能です。アメリカのスーパーマーケットの冷凍食品売り場には、大豆やグルテンでできたベジバーガーやホットドッグも並んでおり、これらはファストフード・レストランでも注文できるほど一般的になっています。

肉や魚を食べるときには、その食事では炭水化物（デンプン質食品＝米、パン、イモ、パスタなど）を食べないようにするだけでいいのです。肉や魚は、緑葉野菜のサラダ、好きなように調理した野菜といっしょに食べてください。デンプン質食品を食べるときも、野菜といっしょに組み合わせます。

空腹を感じたり、好きなものを楽しまずにいる必要はありません。好きなものをみんな同時に、いっしょに食べないようにすればいいだけのことです。

うな重やカツ丼、天丼、肉ジャガといった日本食を代表するものが食べられなくなってしまうため、この食べ方は受け入れられないという人もいるかもしれません。それは個人の選択ですからかまいませんが、簡単に拒絶する前に、試《ため》すだけでも試してみることをおすすめします。

一週間だけこの方法で食べ、調子をみてください。次の一週間は従来どおりの食べ方をします。そうすれば違いがわかります。自分自身のからだに、大きな変化を発見するはずです。一度でも消化に負担のかからない食べ方を経験したら、それにはまってしまって、これまでの伝統的な食べ方には戻れなくなってしまうことでしょう。

それに、うな重やカツ丼、肉ジャガが食べたかったら、二度に分けて楽しめばいいのです。うなぎの蒲焼《かばやき》は緑の野菜サラダの上にのせて、うなぎサラダにします。トンカツや天ぷら、肉ジャガも、トンカツサラダや天ぷらサラダ、牛肉サラダで楽しみます。

この方法は最近アメリカで流行しているグリルドチキンサラダやステーキサラダ、シーフードサラダなどと同じ感覚です。そしてうなぎのたれや、カツ丼、天丼などのタマネギやグリーンピース入りのかけ汁、肉ジャガのジャガイモと煮汁は、次の食事でご飯にかけて楽しむのです。そのときも緑のサラダ野菜をたっぷり添えて――。

●サラダをきわめて酵素をとり込む

ところで、サラダといえばポテトサラダやマカロニサラダばかりを思い浮かべる人は、まだサラダをきわめているとはいえません。本来サラダとは、生で食べる緑葉野菜やハーブのとり合わせのことです。

サラダは毎食大皿いっぱいたっぷり食べるようにします。日本の一般的なレストランで出されるような薄い緑のレタスの葉一～二枚とキュウリ二切れ、トマト一切れといった、少量のサラダでは、サラダを食べたうちには入りません。

サラダは緑の濃いレタスを豊富に使い、それに色とりどりのピーマンの輪切りやニンジンやキャベツ、カボチャ（生）などの千切り、セロリやキュウリの小口切り、ズッキーニ、スカッシュほか、好きな野菜を生でたっぷり大皿に山のように盛り付けてつくります。

日本ではサラダといえば丸いレタス（タマチシャレタス）が主流ですが、このレタスにはほとんど栄養がありません。ロメインレタスかリーフレタス、プリーツレタスなど、もっと緑の濃い野菜を使うようにします。生の春菊も加えましょう。香りがステキです。**緑の濃い野菜には私たちをガンや心臓病、脳卒中から守ってくれるファイトケミカルが豊富**に含まれているということを忘れないでください。

お刺身もサラダの上にのせて、シーフードサラダにします。ドレッシングはワサビ醤油やショウガ醤油などが合います。でも、どうしてもおすしが食べたいという人は、たまに食べるようにしたらいいでしょう。たまにといつもでは、消化器官にかかる負担の回数が違います。生の果物や野菜には酵素が豊富に含まれている、と前に述べましたが、生のものにはすべて酵素が含まれています。肉や魚も生の状態のときには、その消化に必要な酵素が含まれているのです。

したがって、魚は煮たり焼いたりするよりも、新鮮なものをお刺身やおすしで食べるほうが、からだにはずっといいのです。消化器官に負担をかけず、からだの貴重な酵素を節約することができます。ただし肉は（自分で動物を殺さないかぎり）魚のように新鮮なものを手に入れることはできませんし、死んだ肉には有害なバクテリア（O－157菌、カンピロバクター菌、サルモネラ菌など）が繁殖しているので、生食はおすすめできません。

●果物には正しい食べ方のルールがあった！

多くの人が「果物の正しい食べ方」を知りません。間違った食べ方をしているために果物が与えてくれるすばらしい恩恵を受けるどころか、消化器官を混乱におちいらせ、不快な症状をつくりだしたあげく、それを果物のせいにしています。すでにお話ししたように、私たち人間のからだは果食動物に属し、果物が正しく摂取されたとき、ほかの何ものも匹敵できないほど健康への恩恵を受けられるのです。

果物を正しく食べる方法は、一〇四ページの食べ物の「正しい組み合わせの原則」と密接に関係しています。果物の消化に関しては、果物がいちばん効率よく利用されるからだのコンディションが存在します。

「第2の原則」でも述べたように、食べ物は消化するためにおよそ三時間、胃にとどまる必要があるのですが、例外が一つあります。それが「果物」なのです。果物は唯一、**ほとんど胃で消化される必要のない食べ物**だったのです。

砂糖やデンプン質食品などは消化酵素の働きによって分解され、からだが吸収できる形の糖（ブドウ糖）に変えられ、脳をはじめとするからだのエネルギー源となるのですが、果物は自ら独自の消化酵素を持っていて、熟したときにはあらかじめ消化がすんでいる状態のため、体内に入ると同時にブドウ糖の形になっているのです。

そのため、胃ではおよそ二〇分ぐらいしかとどまっている必要がありません。つまり、その消化と同化（吸収・利用）に要するエネルギーは、果物以外の食べ物と比較して、ほんの少しにしかすぎないのです。それでいて果物の栄養は腸で吸収され、からだはしっかりと果物が与えてくれるエネルギーを楽に活用できるのですから、こんなすばらしい食べ物はありません。

つまり健康面からだけでなく、**減量の手段としても果物はたいへんすぐれた食べ物**だといえるのです。

「フラミンガム心臓病研究」（一九四九年以来、現在も継続中の世界最長の心臓病研究）のリーダーで、ハーバード大学医学部教授のウィリアム・カステリ博士は果物の効用について、次のように述べています。

「果物に含まれている驚くべき物質は、心臓や心臓発作を起こす危険を減らす働きを持っている。その物質は血液が濃くなりすぎて動脈をふさぐのを防いでくれるのだ」

このように**果物はからだの組織浄化のために貢献してくれるすばらしい食べ物**なのです。その果物のパワーをさらに発揮させるために、次のようなルールを覚えておいてください。

(1)果物は新鮮で熟したものを単体で食べる

果物を食べるときにまず気をつけたいことは、「新鮮でよく熟した状態のものだけを食べる」ことです。

フルーツジュースであっても、丸ごとの食べ物であっても、新鮮さこそがからだに重要な役割を果たします。缶詰や煮た果物、または殺菌した濃縮還元ジュースなどは私たちのからだの役には立ちません。それらは、私たちの胃の中で発酵して酢酸（酢）とアルコールに変わってしまうため、からだに負担を与えてしまうのです。

新鮮な果物やしぼりたてのフルーツジュースは、からだが毒性の残留物を洗い流すのを助けるのに大きな効果を発揮してくれるのですから、同じ果物であってもその影響の差は大きいのです。

また、フルーツジュースを飲むときは、水のようにがぶ飲みはしないように気をつけてください。一口含んだら唾液とよく混ざるように口の中にしばらくとどめてから、胃へ送り出します。繊維をまったく含んでいないジュースを一気飲みすると、ジュースの糖（果糖）は急激に血液中へ吸収され、血糖値を混乱させてしまいます。がぶ飲みする習慣のある人は、フルーツジュースは同量の水で薄めて飲むことをおすすめします。

⑵果物は胃を空っぽにした状態で食べる（デザートとして食べないこと）

果物の食べ方で次に大切なのは、胃をできるだけ早く通過するように、「胃の中が空っぽの状態で食べる」ということです。「食べ物の組み合わせ」に関する権威のハーバート・M・シェルトン博士も、果物に秘められたほんとうの価値を実感するには、「胃が空の状態のときに食べた場合にかぎられる」と空腹時の摂取を強調しています。

果物はほかの食べ物といっしょにとったり、何か食べ物を食べた直後に**デザートとしてとるというのではダメ**なのです。

この「デザートとして果物を食べる」という習慣こそ「果物は太る」「酸を形成する」「カロリーが高すぎる」「糖尿病には有害だ」という誤解を招く原因となっている悪習なのです。

消化に時間のかかるほかの食べ物と果物をいっしょに食べると、果物は胃の中で停留してしまいます。停留してしまえばそこで果物の糖があっという間に発酵し、胃の中にあるほかの食べ物の消化まで妨げることになってしまうのです。

「スイカに天ぷらの食べ合わせは悪い」という根拠は、実はここにあるのです。天ぷらは消化に最も時間のかかる食べ物の一つで、天ぷらが消化されないうちにスイカが胃の中で発酵し始めてしまうのです。こういった間違った食べ方をしてしまうと、恩恵を与えてくれるはずの果物さえからだに悪影響を及ぼすことになります。

果物以外の食べ物を先に食べたときには、果物を食べるまでに少なくとも三時間は待つことが大切です。肉や魚の場合には消化に時間がかかりますので、四時間はみる必要があるでしょう。もちろんこれらは正しい食べ物の組み合わせに基づいて食べたときにかぎってあてはまることで、正しくない組み合わせの食事をした場合には、食べ物は最低八時間は胃の中にとどまっています。ですから原則として、その時間内にはどんな果物もフルーツジュースもとるべきではありません。

果物を正しい方法（つまり新鮮で熟したものを単体で、胃が空っぽの状態）で食べるのなら、果物やフルーツジュースは健康にとってこのうえなく好ましい効果だけを発揮してくれます。

胃が空の状態でしたら、食べたいだけの果物をいくら食べてもかまいません。つまり**新鮮な果物とフルーツジュースこそ、からだに負担をかけず、十分なエネルギーの補給源となるベストの朝食**なのです。

果物を食べてから果物以外のものを食べるときにも、少なくとも二〇～三〇分待ってから食べることです。こうすることで胃に負担をかけず、しっかりと食べ物を消化吸収することができ、代謝バランスを保つことができるようになるのです。

食べ物の「正しい食べ方の原則」をマスターしたとき、私たちは人間の美しさ、長寿、健康、エネルギー、正常な体重、幸福といったものと関わる「自然界の神秘」と調和できるようになれるのです。

（表7）果物以外の食べ物を食べたあと、果物を食べるまでの待ち時間

サラダまたは生野菜を食べた場合	二時間あける
肉、魚を含まない食品を「正しい組み合わせ」で食べた場合	三時間あける
肉、魚を含む食品を「正しい組み合わせ」で食べた場合	四時間あける
多種の食品を不適切な組み合わせで食べた場合	八時間あける

「病気知らずの食生活」三つの原則

第1の原則

「命の水を豊富に含む食べ物」を食べること

第2の原則

「食べるにふさわしい時間帯」に食べること

第3の原則

「正しい組み合わせの原則」に従って食べること

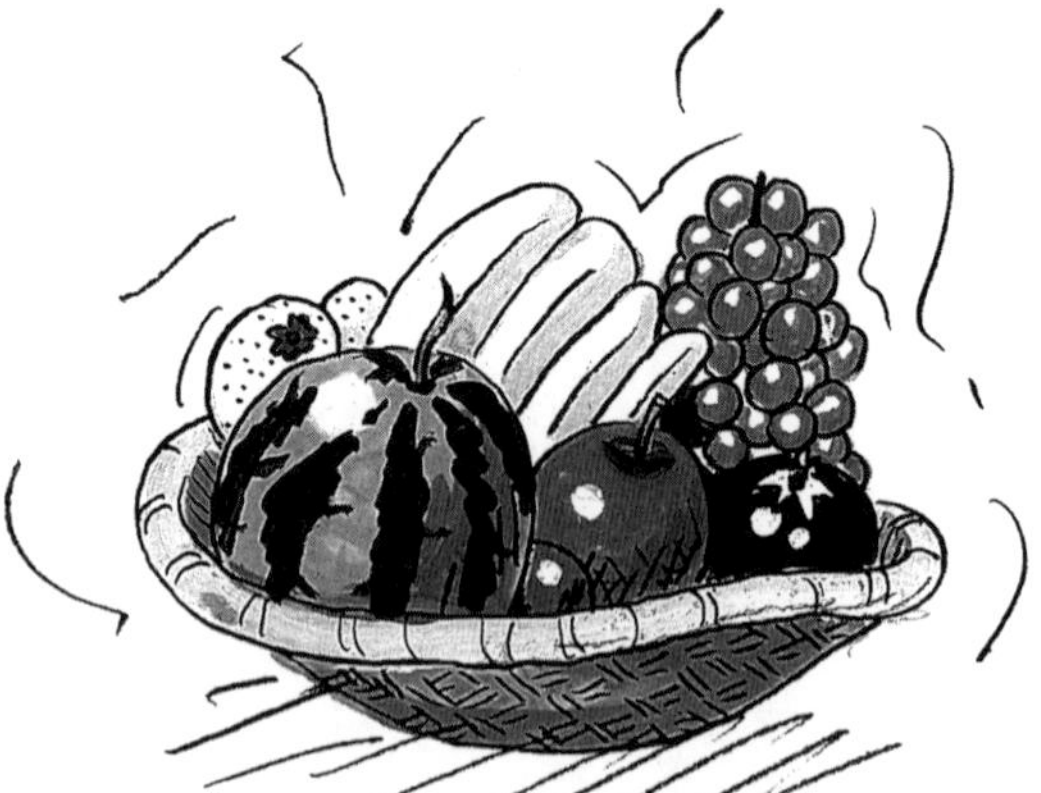

第4章　常識破壊の「超健康革命10か条」

間違った食べ方をしていたら、
どんな医者であろうと治せない。
しかし、正しく食べていたら医者はいらない。
――ヴィクター・ロッシーニ（医学博士）

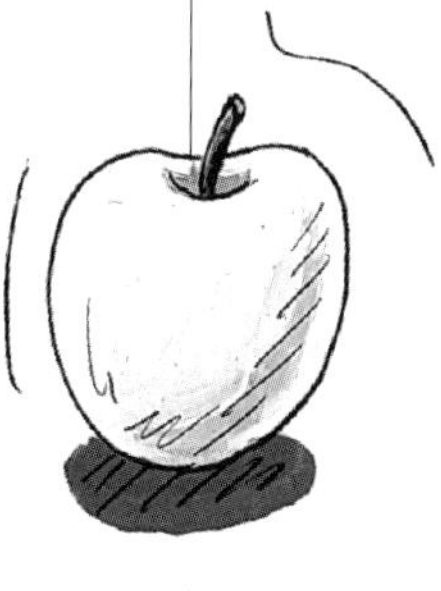

【第1条】「バランスのとれた食事」をとらないようにすること

「バランスのとれた食事」こそすべての病気の元凶である

●ルールを守って食べたいだけ食べる

私たちのからだが行なう活動のなかで、食べ物の消化ほどエネルギーを使用するものはほかにないことは、第3章で述べました。

正しい組み合わせに則していない従来型の食事をしている人は、一日分のエネルギーの六〇〜七〇%を消化のために使ってしまっています。残りの三〇〜四〇%でそのほかの肉体的活動（心臓を動かすこと、呼吸をすることなど）や、知的・精神的活動（仕事、家事、子育て、学習、運動、娯楽など）をこなさなければならないのです。

これではからだにエネルギー危機が生じて、排泄《はいせつ》が遅れたり、疲労感、体力の低下、虚弱感が生じるのも無理はありません。食事で無駄なエネルギーを浪費しないためには、「正しい組み合わせ」に則した食事のルールが不可欠です。

ただし、このルールを初めて経験する人は、面倒に感じてしまうかもしれません。そこで役立つのが左の表8です。消化にエネルギーを浪費しない順番に並んでいますので、これを目安にすれば、二四時間周期の「からだのサイクル」とも一致した食べ方ができます。

朝食として食べるべきもの、食べてもよいものは「新鮮な果物と果物のフレッシュジュース」です。**食べたいだけ食べてかまいません。**私がこの食事プログラムを始めた当時は大きなリンゴを一つ食べたあとに、バナナを三、四本食べていたことがありました。

消化器官が老廃物で詰《つ》まっていると、栄養の吸収が悪いために、食べ物をたくさん要求し

（表8）食事別モデルメニュー

朝食	新鮮な果物や果物のジュース
間食	果物、または新鮮な野菜のジュースやサラダ
昼食	生の木の実や種子類とサラダ、または蒸した野菜とサラダ(アボカドを加えてもよい)、または穀類、パン、イモ類、豆類のどれか一つに、サラダと蒸した野菜か野菜の煮物
夕食	肉類、魚介類、卵、乳製品のどれか一つとサラダ

ます。消化器官が完全に浄化され、栄養の吸収力がアップした今日では、リンゴのあとでは、バナナ一本で十分です。お昼まで空腹を感じることはありません。果物のあと、空腹であれば、さらに果物を食べてもいいですし、新鮮な野菜のジュースやサラダをとることも可能です。

昼食は木の実や種子類（アーモンド、クルミ、カシューナッツ、松の実、ヒマワリの種、カボチャの種など、いずれも生で無塩のもの。入手については二一五ページ、注1参照）、またはアボカドをサラダといっしょにとるか、または蒸した野菜（ニンジン、ブロッコリー、カリフラワー、カボチャ、スカッシュ、ズッキーニ、アーティチョーク、レンコンなど）とサラダ、あるいはご飯やパン類、麺《めん》類、イモ類、または豆類のどれか一つとサラダです。

豆類（豆腐や納豆などの大豆製品も可）は穀類と合わせても大丈夫です。ご飯またはパンのおかずに豆や野菜たっぷりのスープや味噌汁《みそしる》、あるいは納豆や豆腐と野菜の煮物などのおかずの組み合わせもいいですね。納豆や豆腐のサンドウィッチ、納豆サラダ、黒豆やウズラ豆のサラダとご飯の組み合わせなど、野菜料理の組み合わせは無限大です。

私は昼食でも果物だけ（果物には必ずロメインレタスやセロリ、キュウリをたっぷり添えます。これは果物以上に野菜に多く含まれているミネラルを補給するためです）、あるいは木の実か種子類とサラダのような、生のものをとることが多いです。

生のものだけの食事のほうが、消化に用いられるエネルギーがずっと少なくてすみ、そのおかげで昼食後も眠くならずに仕事に集中できます。加熱したものをとった日の午後と比べて、午後の仕事の効率に雲泥《うんでい》の差が出ることはだれでもすぐ実感できる好例でしょう。

夕食は肉類、魚介類、卵、乳製品などのいずれか一つ、消化に時間のかかるものをメインにします。これにサラダを必ず添えます。こうした動物性食品を一日の最後の食事にすべき理由ですが、これらは消化に時間がかかるため、一日の作業を終えたあと残っているエネルギーを消化にだけ集中できるからです。言い方をかえると、**朝食・昼食には動物性食品を避けること**が賢明です。そうすることで仕事中のからだに無理な負担をかけることもありません。私はヴィーガン（卵や乳製品もとらない徹底したベジタリアン）なので、夕食でも動物性食品をとらず、穀類、麺類、イモ類、豆類のいずれか一つと野菜を食べます。

週に一度、**「終日果物だけの日」**、あるいは**「果物とサラダだけの日」**を設けると、からだのエネルギーが、ふだんの何倍もアップしたように感じるはずです。消化作業に使わなくてもいいエネルギーが、からだ中にあふれるからです。ふだんよりずっとからだが軽く、仕事を精力的にこなすことができます。たくさん運動しても疲れません。からだの中では、豊富なエネルギーと果物や野菜から与えられた大量の生きた水を使って集中的に大掃除が行なわれ、浄化に拍車がかかります。

食事にエネルギーを使わないこの食事スタイルは、地球の資源を使わずにすむ省エネ法でもあります。からだのエネルギーばかりか、加熱調理に必要なガス、電気などの資源エネルギー、水道、洗剤、そしてお金、そのうえ時間をも節約できるのです。

生の食べ物は洗って切るだけです。後片づけもお皿を一枚水で洗い流すだけ。こうして節約できたエネルギーや時間、お金は、ほかの活動のほうへ向けることができますから、私はこの「超健康革命」を始めて以来、従来よりずっと豊かな人生を送れるようになったと自負しているのです。

【第2条】朝食はしっかりとらず、果物だけを食べるようにすること

「朝食信仰」を信じるな。朝食はとらないほうがよい

●「フルーツ朝食」で午前中のエネルギー浪費を防止

第3章で述べたように、からだは午前中、排泄を最も活発に行なうようにつくられています。

私は午前中は「排泄の時間帯」（八六ページ、表5参照）に合わせた生活をめざしているので、エネルギーをできるだけ排泄活動のほうに専念させるため、朝食をとるときはエネルギーを使わないものしか食べません。

もうおわかりのように、それは**「果物」**です。

実験のやり方次第では朝食をとらないと、「エネルギーが出ない」「学習能力が低下する」といった結果が出ることがありますが、それはその人のからだが老廃物の排泄のため浄化作業を活発に行なっているからであって、浄化作業以外の活動へ回すエネルギーが少なくなっている証拠です。

からだが毒血症になっていない人は、朝食を抜いてもエネルギー危機（エネルギー不足、学習力や集中力の低下）などは起こりません。朝食を抜くと血糖値が低下するという人は、代謝機能が正しく行なわれていない証拠です。朝食を抜くか果物だけの朝食にすることによって、からだの浄化を積極的に行なえば、代謝機能は正常になり、血糖値は常に安定するようになります。

一般に朝食をとると元気が出ると思われている理由は、食べることに刺激の効果があるからです。食事をするとアドレナリンのレベルが高められ、からだが突撃態勢に入るため、すかさず元気が出たように感じるのです。

ただしほんとうのエネルギーは、実際に食べたものを消化、吸収、利用したあとでしか得られません。食事をすると消化器官の作業が必要となり、その作業に莫大《ばくだい》なエネルギーが消費されてしまいます。消化器官の化学的・機械的反応により熱が生じるため、食事をするとからだが温まると解釈されます。

以上のような理由から、私は毎日**「フルーツで朝食」**を満喫しているのです。

【第3条】果物を毎日たっぷり食べて血糖値を正常に保ち、血液をサラサラにすること

果糖と砂糖は大違い。果物では太らないし、糖尿病にもならない

●天然の果糖はインスリンを必要としない

私のように果物を毎日大量に食べていても、糖尿病《とうにょうびょう》になることはありません。果物といえば必ず問題とされる「果糖」の弊害ですが、こうした誤解が生じる理由は、果物に含まれる果糖と白く精製された砂糖とを同じ性質のものとして捉《とら》えているからです。

果物の中に含まれる天然の「果糖」を、工場で加熱・精製・加工・漂白された「砂糖」と混同してしまうことは、両者について生物学的、科学的、理論的な相違をまったく理解していないためです。それはまさに、水と不凍液とを同一視しているようなものです。この両者は完全に異なった物質であることをまず知ってください（一七九ページ参照）。

果物を食べたとき、それが糖（ブドウ糖）に変えられ血液中へ放出されていくには、砂糖の場合より時間が長くかかるため、血液中を糖の大洪水にして血糖値を急激に上昇させてしまうようなことはありません。それは果物の糖（果糖）が果物の細胞組織に拘束されているからです。

この細胞組織は消化器官の中で、コントロールされたスピードで壊され、中に含まれている果糖はゆっくりと血液中に放出されていくため、血糖値は安定したままです。また、細胞にとり込まれるときに、砂糖のようにインスリンを必要としません。

また、新鮮な生の果物は糖代謝に必要とされる成分をすべて合わせ持っているため、からだはこれらの成分や生化学エネルギーをかなり節約することができます。節約できた分は、からだの浄化（有害な老廃物の排泄）や免疫機能を高めるといった、もっと重要な仕事に振り向けることができます。新鮮な果物をたっぷりと食べている人が、スリムで病気への抵抗力がきわめて強いのは、こうした理由があるからです。

一方、砂糖は人間の体内を大混乱におとしいれ、内分泌系を一時的に興奮させ、体内のインスリンレベルを不自然に変動させてしまいます。それは加工精製過程で糖代謝に必要とされる成分をすべて失ってしまっているからです。

果物と違い、別名「エンプティーカロリー」と呼ばれるただの単純炭水化物の固まり（ショ糖）にすぎない砂糖は、構造があまりに単純なため、腸壁から急激な勢いで吸収され、またたく間に血糖値を急上昇させてしまいます。

そのため大量のインスリンが分泌され、血糖値を正常以下に下げてしまいます。その結果、空腹やエネルギーの低下を感じ、からだはまた食べ物（たいていがエンプティーカロリー食品）を求め、血糖値を急上昇させるという悪循環を引き起こすことになります。

血糖値の乱高下が生じ、すい臓は疲れはて、インスリン分泌が十分に行なわれなくなるばかりか、免疫機能の低下も引き起こすことになります。悲しいことにこうして細胞内に大量にとり込まれた糖は、すぐに使われないために、脂肪としておなかのまわりやお尻、二の腕、太ももなど、あなたがいちばん嘆くところについていくことになるのです。

果物は自然が私たちに食べるように与えてくれた糖です。自然界に存在している**天然の糖は砂糖と異なり、からだが問題なく処理できる**性質のものなので、避ける必要はまったくありません。

なお、黒砂糖、糖蜜《とうみつ》、蜂蜜《はちみつ》、メープルシロップ、コーンシロップ、化学的な処理を経て抽《ちゅう》出《しゅつ》された人工の「ブドウ糖」や「果糖」、白く精製された穀物（白米、白いパン、麺類、菓子類などの白い小麦粉製品や米粉製品）はすべて砂糖と同じ種類と考えるべきです。

［第4条］牛乳は骨粗鬆症の原因になるので、飲まないようにすること

骨粗鬆症発症率のワースト3はアメリカなどの酪農大国である

●牛乳に含まれるカゼインは強力な発ガン物質

牛乳神話にだまされてはいけません。牛乳を飲んでも骨粗鬆症《こつそしょうしょう》の予防にはならないどころか、**牛乳は飲めば飲むほど骨は弱くなります。**同様にチーズを食べれば食べるほど、骨は脆《もろ》くなり、骨折のリスクが高まります。この事実は、ハーバード大学医学部が七万八〇〇〇人の女性を対象に一二年間かけて行なった研究によって証明されているばかりか、権威あるほかの研究諸機関が行なった研究でも同様の結果が出ているのです。

乳製品はあなたの骨の中のカルシウムを抽出し、尿として流してしまうのですが、牛乳メーカーのコマーシャルは決してそのようなことは言いません。事実は、牛乳・乳製品の摂取《せっしゅ》量《りょう》の多い国ほど骨粗鬆症やガンの発症率が高くなっているのです。**骨粗鬆症の発症率ワースト3は、アメリカ、フィンランド、スウェーデン**といった酪農・乳業王国なのです。

世界全体の比率からいえば、欧米を中心とした乳製品大量消費国以外のほとんどの人は牛乳を飲まないし、乳製品をとっていません。しかしそれだからといって、骨粗鬆症に悩まされているということなど決してありません。それどころか彼らのほとんどは牛乳を飲むと病気になってしまうのです。

牛乳が人間の消化器官に入ってくると、からだは異物の侵入として捉えます。花粉症、喘《ぜん》息《そく》、アトピー、ジンマシンなどのアレルギーや、鼻炎、関節炎、腹痛、下痢などは、からだが異物を排泄するために戦っているサインなのです。

牛乳およびすべての乳製品（パン、菓子類ほか、乳製品入り加工食品なども含む）の摂取をやめるだけで、驚くような奇跡が起こります。花粉症の犯人はスギ花粉ではなく牛乳や乳製品であることを自ら証明できるようになるでしょう。

牛乳はさまざまなアレルギーの最大の元凶であるばかりか、別名「液体脂肪」（カロリーの四九・六％は脂肪）と呼ばれる悪漢飲料で、肥満、ガン（乳房、前立腺《ぜんりつせん》、大腸など）、リンパ腫《しゅ》、心臓病、脳梗塞《のうこうそく》の要因となります。

また白血病、中耳炎、扁桃腺炎《へんとうせんえん》、貧血、小児糖尿病（タイプI糖尿病）、乳幼児突然死症候群、腸壁からの出血、疝痛《せんつう》ほかさまざまな病気も牛乳・乳製品が主要原因となっていることが証明されています。

牛乳は子牛にとって自然が与えてくれた完全な健康食品ですが、**人間にとってはきわめて有害**といっていい食品です。**最も強力な発ガン性化学物質であるカゼイン（ミルクタンパク）**をはじめ、何百種もの有害物質（飽和脂肪、ホルモン、農薬、ウィルス、細菌など）が寄せ集まった飲み物といっていいでしょう。

にもかかわらず人々は、巨額の宣伝費を使って視聴者を洗脳しようとしているメーカーのCMや、不勉強で食に関する認識不足の医師や栄養士、および国民の健康よりも生産者のビジネスを優先する政府の言うことを盲目的に信じ、真実を見極《みきわ》めようとはしません。

真実は牛乳を飲むことは実に不自然な行為で、自然の法則に反しているということです。

次のことをあらためて考えてみるべきでしょう。

・地球上で種族の違う動物のミルクを飲んでいるのは人間だけである。

・この地球上に生息する動物たちで生涯《しょうがい》「乳離れ」していないのは人間だけである。

骨粗鬆症の真犯人は、塩のとりすぎ、動物タンパクを含む食事、精製炭水化物、リン酸(清涼飲料などに使用)、カフェイン飲料（コーヒー、紅茶など)、喫煙、飲酒、運動不足、日光不足などです。牛乳の摂取量が足りないからではありません。

牛乳をいくら飲んでも骨粗鬆症を防ぐことはできません。骨粗鬆症を防ぐには塩、動物タンパクの摂取量を減らすことです。塩や肉、魚は強烈な酸性のため、からだは体内の酸アルカリバランスを正常に保つため、カルシウムの蓄《たくわ》え（骨や歯）を奪って中和し、腎臓《じんぞう》から尿とともに排泄させてしまうのです。

人類の七五％は乳糖過敏症で、なかでも日本人を含むアジア系人種は九五％が乳糖を分解することができません。おなかが張る、ガスがたまる、ゴロゴロ鳴る、便秘、下痢などは必然的な結果です。子どもの頃、たいていの人は牛乳を飲んでおなかがゴロゴロ鳴るという体験をされたかと思います。あの症状はからだが拒否反応をしているサインで、ごく正常な反応だったのです。

乳製品メーカーや牛乳普及協会などは、牛乳のカルシウム吸収率の高さを主張して牛乳をアピールしていますが、実際は緑葉野菜のほうが牛乳よりずっと吸収率がいいのです（一三二ページ、表10参照）。つまり、**最もすぐれたカルシウム源は緑葉野菜**であり、牛たちはそこからカルシウムをとっているのです（ゴマやヒジキもカルシウムの宝庫です）。

（表9）平均的日本人が毎日浪費しているカルシウム量

余分に摂取した塩(12.22～15.22g)から	210～260mg
余分に摂取したタンパク質(30～40g) から	200～260mg
コーヒー 1杯から	2～3mg
ハンバーガー 1個から	28mg

［第5条］肉を食べるときは山盛りの野菜をいっしょに食べること

肉類はスタミナをロスさせ、寿命を縮める食べ物である

（表10）カルシウム吸収率

キャベツ	64.9%
芽キャベツ	63.8%
ケール	58.8%
からし菜	57.8%
ブロッコリー	52.6%
カブの葉	51.6%
牛乳	32.0%

（『米国臨床栄養学ジャーナル』誌より）

●タンパク質はすでに十分足りている

世界一強い動物は象です。彼らを怒らせると百獣の王ライオンでさえもかないません。彼らは草食動物で、ステーキやチーズバーガー、トンカツなどを食べていないのに、たくましい筋骨と強靭《きょうじん》なスタミナを備えています。

肉がスタミナを与えてくれるというのは錯覚にすぎません。錯覚する理由は肉に含まれる尿酸やホルモンなどの有害物質による強烈な刺激の効果（植物性食品の三～四倍）と、「肉はスタミナがつく」という宣伝によるプラシーボ（思い込み）効果のためです。

本来動物性食品を摂取《せっしゅ》するようにつくられていない私たちのからだは、肉や魚、卵などをからだに害を与えることなしに処理していくことはできません。ガン・心臓病・脳梗塞の原因は、日本のメディアや栄養の専門家たちが伝えているような添加物や脂肪、コレステロールだけではありません。

私たちが最も必要な栄養源だと信じ、なによりも不足を心配している動物性タンパクこそ真犯人であることを、この一〇年あまりの間に欧米諸国で行なわれてきた数々の研究が証明しています。

私たちは**必要以上にタンパク質（特に動物性タンパク）をとりすぎ**ています。からだに必要なタンパク質は、一日の総カロリー摂取量の五％にすぎません。人間のからだが最も多くのタンパク質を必要としている時期の赤ちゃんの食事（母乳）に含まれるタンパク質でさえ、総カロリーの五％なのです。

ＷＨＯ（世界保健機関）や米国政府は、一日の所要量を安全性を見込んで一〇％と定めています。そこから計算すると、一日およそ二〇〇〇キロカロリー摂取する日本人のからだにとって、必要タンパク質の量は五〇ｇにすぎないのですが、厚生労働省は所要量を男性七〇ｇ、女性五五ｇと世界で最も多く設定し（アメリカは男性六三ｇ、女性五〇ｇ）、実際人々は一日八〇～九〇ｇものタンパク質をとっているのです。

タンパク質（特に動物性タンパク）のとりすぎにより引き起こされる最大の弊害が骨粗鬆症です。腎臓障害、ガン（乳ガン、前立腺ガン、大腸ガンなど）、早すぎる老化（シワの増加）、高血圧症、心臓病の最大原因であるホモシステインやＬＤＬ（悪玉）コレステロール値の上昇、動脈硬化、心臓病、関節炎、痛風、白内障なども動物性タンパクの過剰摂取と密接に関係しています。

最近アメリカでは公的健康機関が率先して「動物性食品の摂取を極力減らす指導」を始めました。政府（米国農務省と米国厚生省）はもっと果物と野菜の摂取量をふやすことを国民に徹底させようと、多数の民間健康増進団体と協力して**「5 A《ファイブ・ア・》DAY《デイ》（一日最低五サーヴィングの果物と野菜をとろう）キャンペーン」**を行なっています（七九ページ参照）。

果物と野菜に合わせて、白く精製されていない全穀物、豆類、木の実や種子類で食事を構成するようにし、**動物性食品をとる場合は肉よりも魚**を選び、肉を食べる場合は「脂肪のないところをフレーバー（味つけ、風味）程度（トランプのカード一枚ほど）使うように」というのが、二〇〇〇年度に改定された「ダイエタリー・ガイドライン（食事指針）」です。日本の医師や栄養士がそれを教えないのは、勉強不足、職務怠慢というほかはありません。ただし、今まで毎日のように肉を食べていた人が急に肉なし生活に突入ともなれば、人によってはストレスもたまることでしょう。ストレスをためることは肉を食べることよりからだに悪影響を与えることがあります。

どうしても肉を食べたいときやお付き合いで食べなければいけないときは、**山盛りの野菜をいっしょにして食べる**ようにします。翌日の排泄がかなり違ってくるので、体内に残る老廃物もぐっと減らすことができます。

そして、肉などの動物性食品を食べた翌日は消化器官が疲れているので、できるだけ負担のかからないような果物・生野菜中心の食事をとるようにしてください。

【第6条】ファストフードは死に急ぎたい人のための食品なので、利用しないこと

幼くしてファストフードの味を覚えれば致命的となる

●日本人の健康悪化に拍車をかけたファストフードの上陸

今や私たち日本人は、フライドチキンやハンバーガー、ピザ、アイスクリーム、ステーキといったアメリカからやってきた食品にすっかり慣らされてしまっています。

これらの食生活を送ってきたアメリカ人の動物性タンパク質摂取量は中国人の一〇倍。脂肪摂取量は二・六倍、逆に食物繊維の摂取量は中国人の三分の一です（数字は一九八九年のもの。なお中国の市場経済が開放されて以降、最近では中国都市部での大人の生活習慣病や子どもの肥満が急増しています）。

まさに、この食習慣こそが、アメリカ人に心臓病、ガン、肥満、糖尿病、骨粗鬆症患者を著しく増やしてしまった決定的な要因でした。しかし、この問題は今やアメリカ人よりも日

本人がさらされている問題なのです。

ファストフード・チェーンが日本に上陸し始めた一九七〇年頃から日本人の健康状態は急激に悪化し始めました。今日の心筋症による死亡者数は一九七〇年の一三一・三五倍、前立腺ガンは七・九三倍、肺ガンは四・七六倍、大腸ガンは四・一六倍、乳ガンは三・五七倍、くも膜下出血は二・八二倍、脳梗塞は一・四八倍、急性心筋梗塞は二・二七倍、心不全は一・四九倍となっています（「国民栄養調査」一九九九年度より）。これ以外にも、肥満、糖尿病、骨粗鬆症の発症率はますます上昇しています。

食生活がファストフード・レストランの普及によってすっかりアメリカナイズされてしまって、健康状態もアメリカ人並みに悪くなっているのです。

現在、アメリカではベジタリアンの食生活に高い関心が寄せられて、全米のベジタリアン人口は二〇〇二年の段階でおよそ二〇〇〇万人ともいわれています。男女を問わず、小学生から大学生、高齢者まであらゆる階層に属する人たちの間に広まってきています。

メディアの健康情報は、「プラントベース（植物性食品中心）の食事への転換」の重要性をさかんに呼びかける方向へと変わってきています。ファストフード・レストランではハンバーガーの代わりにベジバーガーが買える時代になってきているわけですから、現在の日本よりはまだましな状況に改善されてきています。

昔の不健康なアメリカの食生活をそのまま受け継いでいるのが今の日本といっても過言ではないでしょう。ファストフードを特に喜んで口にするのは子どもたちですが、「日本人の子どもたちのほうが、アメリカ人の子どもたちよりも運動不足で、動脈硬化が進んでいる」と指摘する専門家もいます。

日本人のコレステロール値（平均二〇四mg／dℓ）は今やほとんどアメリカ人の値と変わりません。すでに女子高校生の五人に一人はコレステロール値が二〇〇mg／dℓを超えています。

「フラミンガム心臓病研究」の結果が示すのは、コレステロール値というのは一五〇mg／dℓを超えると心臓病への危険信号が発せられるという事実です。一般的にいわれている、二〇〇mg／dℓ以下に保っておけば安全だという認識は決して正しいものではないのです。

ファストフードとは生活習慣病のリスクを助長する高脂肪、高コレステロール、高タンパク、高精製加工食品の集合で、「ファスト（はやい）」の名のとおり、死に急ぎたい人のための食べ物です。**食べれば食べるほど体内に害毒をもたらし、あなたの寿命を縮めていきます。**

私たちは不自然な食べ物でからだを痛めつけるのをもうやめなければいけないのです。

メソジスト病院（米テキサス州ヒューストン）のマイケル・ドゥベーキー医学博士（世界

的な心臓病の権威で、ロシアのエリツィン前大統領が心臓手術を行なったときの執刀医）は、再婚したのち、六八歳のときに生まれた娘に対しファストフードを食べないように厳しくしつけて育てました。博士自身は今年九三歳になりますが、今も現役で毎日手術室で活躍しています。その健康の秘密は、「朝食と昼食はたいてい果物で、夕食にはご飯と豆を主食にし、野菜が大好き」というところにあるようです。

【第7条】油はできるだけ使わないようにすること

マーガリンはプラスティックの固まり

●高温で加熱された油は発ガン物質

油メーカーのコマーシャルにだまされてはいけません。オリーブ油や紅花油、キャノーラ油はヘルシーだという話を方々で耳にしますが、これらの油は植物から抽出されたものですが、どれもベータカロチン、ビタミンC、Eといった抗酸化物質に欠けるきわめて不安定な一〇〇%脂肪の加工製品です。

油は自然界には決して単独で存在していません。自然界にある油は必ず酸化を予防する物質（抗酸化物質）や、植物を外敵から守るための化学物質（ファイトケミカル）、酵素、繊維などとともに存在しているのです。

抽出された植物油はどんな方法で抽出されたものでも、光や熱に当たると瞬時に過酸化物質と化し、摂取された体内でラジカルな活動を引き起こします。細胞のＤＮＡを傷つけ、免疫機能を低下させ、シワや早すぎる老化、腫瘍《しゅよう》やガンの要因となるのです。

酸化しにくいオレイン酸を豊富に含み、害が最も少ないオリーブ油やキャノーラ油でさえも、ガンのリスクを高めたり、肥満や糖尿病を促進していきます。どんな抽出油も決してヘルシーではなく、肥満をはじめとしてさまざまな病気の重要な原因となることが明らかになってきています。アメリカではすでに、栄養生化学や医学の専門家らが**料理には極力油を（どんな油も）使用しない**ようにと進言しています。

高温で加熱された油は強烈な発ガン物質に変わります。家事や仕事などで炒《いた》め物や揚げ物を習慣的につくっている人は、加熱された油から放出される化学物質を吸っているだけでも、肺ガンになるリスクが非常に高まります。タバコを吸わない中国人女性に肺ガン率が高いのはそのためだと指摘されています。

毎日炒め物や揚げ物を食べていると、肥満、心臓病、脳梗塞、糖尿病も免《まぬが》れなくなります。加熱した油を使った料理は白血球細胞の働きを止め、免疫機能を低下させてしまうことも明らかになってきました。

また、油は消化器官の内壁にオイルの膜《まく》をつくり、胃壁や腸壁からの消化液や消化酵素の分泌を止め、同時に食べ物に含まれる栄養や酵素が消化器官から吸収されるのも妨げてしまいます。その結果、油とともにとったタンパク質は腐敗し、炭水化物は発酵《はっこう》し、からだを詰まらせ、毒血症を引き起こすことになります。

果物・野菜などの生きた食品を食べつづけていると、嗅覚《きゅうかく》が本来の鋭さを取り戻し、においにも敏感になります。やがて油が加熱されたにおいを悪臭《あくしゅう》に感じ、避けるようになることでしょう。

●マーガリンの正体

マーガリンやショートニング（菓子やパンなどをつくる際、バターの代わりに用いられる油脂製品）は液体の植物油に水素を添加して固体にしたものです。これらは自然界には決して存在しないトランスファット（変形脂肪）と呼ばれる合成脂肪が主成分で、ＬＤＬ（悪玉）コレステロール値を上昇させます。ＨＤＬ（善玉）コレステロール値を低下させ、同時に血管壁をも脆くさせてしまうために、心臓にとって飽和脂肪（バターなどの動物性脂肪）よりはるかに危険な脂肪であることを多くの医師たちが認めています。

そのため、米国政府は二〇〇一年九月に、脂肪を含む食品のラベルに「水素添加油」という現在の表記に加えてトランスファットの含有量を明記する法律を早急に定めるよう関係当局に指示を出しました。アメリカでは毎日四〇〇〇人あまりの人々が、心臓病のために尊い命を奪われていくのです（日本ではほぼアメリカの一〇分の一）。

日本の食品のラベル表示では植物油と書かれているだけですから、疑うことを知らないたいていの消費者は、メーカーの思惑どおり、この危険な脂肪を毎日大量にとり込んでいます。トランスファットは液体の植物油よりも安定性があるため、変質を防いで商品寿命《じゅみょう》を延ばすのに役立ちます。みなさんが「日持ちがして便利だ」と思っているマーガリンをはじめとして、ペストリーやケーキ、パイ、クラッカー、クッキー、ビスケット、ポテトチップス、コーンチップスなどに含まれています。

死んだ食べ物だからこそ長持ちするのですが、あなたの寿命を延ばすのには役立ちません。

そればかりか免疫機能の低下、腫瘍やガンの形成、糖尿病などの要因となるほか、生殖系、ホルモン系、代謝系、肝臓、細胞膜などの機能をも低下させることが明らかにされています。

マーガリンの製造過程で水素添加をさらにつづけていくとプラスティックができます。要するに**マーガリンとはプラスティック・ファット（プラスティックでできた脂肪）**なのです。

ペットの犬や猫はもちろん、ゴキブリでさえも寄りつかない理由がおわかりになったでしょうか。マーガリンを常用していると、心臓のまわりにこのプラスティックの層が形成されていくのです。

【第8条】白砂糖、薬、サプリメントの摂取には十分注意すること

加工したものには必ず副作用がある

●白砂糖と覚醒剤の類似性

白砂糖は肥満や虫歯、歯槽膿漏《しそうのうろう》、糖尿病、低血糖症の原因となるばかりか、免疫機能を傷

つけ、白血球細胞の効率を急激に低下させる食品です。慢性疲労、エネルギー不足、虚弱体質、激しい生理痛、イライラや神経症、すぐキレてしまう性格（ＡＤＨＤ＝注意欠陥、多動障害）など、白砂糖がからだと心に与える害はみなさん方が想像されている以上のものがあります。

白く精製された砂糖は脳の化学反応に強烈なインパクトを与え、一人の人間のなかにジキルとハイドの性格をつくりあげる恐ろしい物質です。脳機能を正常に保てなくしてしまうばかりか、常用癖を引き起こすという点でも覚醒剤と非常によく似た、きわめて危険な物質です。

インスリンの発見者、フレデリック・バンティングは一九二九年の時点で、次のように警告しています（『Sugar Blues』William Dufty)。

「アメリカの糖尿病罹患《りかん》率は、一人当たりの砂糖の消費量に比例して増加してきた。天然のサトウキビを加熱、再結晶化する過程でその精製品である砂糖は**危険な食料品**となる」

「第3条」のところでも述べましたが、精製過程で原料植物の九〇％を占める繊維質とタンパク質がすべて除かれ、粒子の細かい炭水化物の白い結晶だけにされてしまう白砂糖は、繊維が含まれていないために血液中をまたたく間に糖の洪水にし、糖代謝のメカニズムに大混乱を引き起こすばかりか、いろいろな病気の元凶《げんきょう》となるのです。

精製された砂糖は必要とされる栄養素がすべて失われてしまっているために、エネルギーに変えるためにはからだの蓄えから引き出してこなければなりません。蓄えがなくなると脂肪酸やコレステロールの代謝ができなくなり、コレステロール値や中性脂肪値が上昇していきます。

三〇〇以上もの酵素の活動に必要とされるマグネシウムや、インスリンのようなホルモンを統制しているクロミウム（クロム）ほかさまざまなミネラルが枯渇してくると、心血管疾患から糖尿病まで広範にわたる病気のリスクが高まっていくことになります。

砂糖は缶コーヒー、コーラ、ソーダなどの清涼飲料（米国製一缶三六〇㎖の缶飲料に入っている白砂糖は小さじ一〇～一二杯）から、ケチャップ（大さじ一杯のケチャップに角砂糖一・八個分）、果糖ヨーグルト（一カップに角砂糖一三個分）まで、思いもよらないところに大量に隠れています。

缶コーヒーやコーラを二缶（一缶三六〇㎖入り）飲むと、白血球細胞の活動効率は五時間にもわたって九二％も低下してしまいます。もしこの時間帯にバクテリアやウィルスがからだに侵入したり、ガン細胞が形成されたりすると、からだの免疫機能はこれらの侵略者と戦うことはできません。

砂糖を大量にとることによって、ビタミンB_1やカルシウムもからだから奪われてしまいます。ビタミンB_1、カルシウムは精神のバランスを保つのに欠かせない栄養で、清涼飲料、菓子パン、お菓子類から大量の砂糖をとっている今の子どもたちが、すぐにキレたりするのも当然の結果といえるでしょう。犯罪を起こしている子どもたちの食生活を調べてみると、必ず食事の大半がこのようなもので構成されていることがわかります。

白く精製された白米や白いパン、白い小麦粉製品（ケーキ、ペストリー、麺類、お菓子類など）も、その代謝に必要とされる栄養や食物繊維がすべて失われているために、白砂糖と同じ範疇《はんちゅう》に入ります。二〇〇〇年度に改定されたアメリカの「ダイエタリー・ガイドライン（食事指針）」では、穀物は未精製の全穀物（玄米、全穀粉のパン、およびアワ、ヒエ、キヌア、アマランスなどの雑穀類）を選ぶよう強調しています。

ご飯といえば白米と決まっている日本の食習慣は玄米などに代えていく必要があります。白いもの（白砂糖、白い穀物、塩）は肥満や病気、社会犯罪の元凶だと心得るべきです。

先日、日本に戻って電車に乗った際、車内で次のような中吊《なかづ》り広告を目にしました。実直そうな大物俳優がサトウキビを抱えている写真が全面に大写しになっていて、その上に「砂糖は一〇〇%植物です」というコピーが印刷されていました。

確かにサトウキビは植物であり、サトウキビのしぼり汁も天然のものといえるでしょう。しかし精製された白い砂糖は「一〇〇%植物です」などといえる代物《しろもの》ではありません。むしろ化学物質に近いでしょう。白砂糖にとって不利になるようなことは一切記さずに、「白砂糖＝サトウキビ＝一〇〇%植物」という三段論法を使って一般の人たちに「砂糖は植物」、からだにやさしい食品というイメージを植えつけようという意図が明らかな広告でした。

こうした言い方が許されるのなら、ケシの実を精製処理してつくり出されるヘロインも「一〇〇%植物です」ということになります。

左隅に「砂糖を科学する会」と書かれていたので、業界の宣伝そのものといってもいいものでしょう。これからの時代、私たちは自分で自分のからだを守っていかなくてはなりません。この広告を見て、何を感じ、どのように行動されるかはみなさんの判断次第なのです。そのためにもぜひ正しい情報・知識を身につけてください。

薬は猛毒！

薬によって痛みや不快な症状を一時的に緩和したり、減少させたりすることはできますが、その根本原因をとり除くことはできません。症状の根本原因を究明しとり除かないかぎり、生涯病気と無縁の健康なからだになることはできません。

根本原因とは第2章で学んだように、誤った食事や生活習慣です。症状はその結果、からだの機能に異常が生じてしまっていることをからだの持ち主に知らせるための警報なのです。

これを薬で抑えてしまうことは、火災報知機のスイッチを切って、火事になっても鳴らないようにしてしまうのと同様の愚《おろ》かな行為です。それをくり返していれば、初めはただの風邪のような軽い症状だったものが、やがて深刻な慢性病へと進行し、あとで大騒ぎすることになります。

薬は猛毒ともいっていい物質です。**アメリカでは心臓病、ガンに次いで死因の第三位に入っているのが薬害死**です。不快な症状を薬で抑えてしまうと、症状は消えますが、毒素の排泄は途中で中断されてしまうため、またからだにしまい込まれてしまいます。排泄に失敗した毒素は、薬の毒とともに長い年月をかけて組織を侵しつづけ、やがてある日突然、ガンや心臓病、脳卒中のような病気が発覚し、愕然《がくぜん》となるのです。

●サプリメント（健康栄養補助食品）の限界と弊害

栄養を正しく摂取するのに、手抜きで便利な方法はありません。毎日カップ麵やドーナツ、ピザなどのファストフード、エンプティー食品を食べていて、その不足分をサプリメントで補おうとしても、それには無理があります。サプリメントを魔法の丸薬のように信じ、過大評価してはいけません。サプリメントの習慣に関しては日本より二〇年あまりも進んでいる欧米では、今日ますます多くの科学者がサプリメントの効果の少なさやその弊害を認めるようになってきています。

ビタミン、ミネラルは互いに協力し合って働きます。一つでも欠けている要素があると、からだはこれらの栄養を使うことはできません。**サプリメントには現在発見されている栄養素しか存在しない**ことを忘れないでください。

果物、野菜、木の実、種子類、豆類、全穀物には、私たちのからだをガンや心臓病、脳梗塞などのさまざまな病気から守ってくれる抗酸化物質、ファイトケミカル、ビタミン、ミネラル、人間がつくることのできない必須脂肪酸（特にオメガ3脂肪酸）、食物繊維など、あらゆる栄養がすべて含まれているのです。さらに重要なことは、まだ未発見の栄養素が無数に含まれているという事実です。

これらの食べ物に含まれる活発な生命力は、瓶詰《びんづめ》にすることはできません。生きた食べ物からとるしかないのです。スリムで健康なからだづくりにとって、植物性食品、特に新鮮な果物や野菜を食べることの重要性はそこにあるのです。

最近ではコンビニエンスストアーでも各種の健康栄養補助食品が置かれるようになり、簡単に購入できるようになりました。しかし、サプリメントの摂取は、ごく一部の栄養だけを、食品から摂取するときの何倍も一度にとり込むことになるため、継続して飲みつづけると、皮膚・腎臓・肝臓障害のほか、さまざまな弊害が現われてきます。

ベータカロチンのサプリメントは喫煙者の肺ガン発症のリスクを上昇させてしまうことはすでに有名な話です。抗酸化作用のあるビタミンCも、サプリメントで五〇〇mg以上とると、細胞の酸化を遺伝子レベルで促進していくという、まったく逆の効果が現われてきます。同様に、LDL（悪玉）コレステロールの酸化を防ぎ、心臓病を予防するというふれこみのビタミンEも、サプリメントでとると、とればとるほどLDLの酸化がふえ、心臓病のリスクを高めてしまうこともわかってきました。

ナチュラル・ハイジーンでは、サプリメントの摂取はすすめていません。**自然の食べ物以外に副作用のないものはない**、すなわち「自然にまさるものはない」というのがナチュラル・ハイジーンの考え方です。

［第9条］病院にはできるだけ行かないようにすること

医者のストライキがあると死亡率が激減する

●自分のからだは自分で守る

私は事故などによるよほどの緊急事態を除き、病院には行きません。病気とはからだが浄化と修復を行なうために、からだ自らが引き起こす「ヒーリング（治癒）のプロセス」であることを学んだからです。

ハーバート・M・シェルトン博士（一一三ページ参照）は次のように述べています。

「病気とは体内にたまってしまった有毒物質と呼ばれる障害物をとり除いて組織を浄化し、ダメージを修復して正常な状態をとり戻すために生命力が必死で働いている状態のことである。からだが行なっているこの努力を十分理解して、決して抑えつけたり邪魔したりしてはならない」

私たちが鼻水、発熱や咳《せき》、吐き気、下痢などで病院に行くと、医師がまず行なうことは、これらの症状を薬や注射で緩和したり抑えたりすることです。これらの症状を引き起こしている根本原因をとり除く努力をしてくれるわけではありません。病気の根本原因は第2章でお話ししたように、からだが毒素（有害な老廃物）で飽和状態になってしまっていること（毒血症）です。

からだは常にベストの状態で機能するように働いています。体内を終始クリーンでヘルシーに保つ努力をしており、有毒物質がある一定以上たまってしまったり、からだの外から歓迎されざる有害物質が侵入すると、すかさず、排泄させるための防衛手段が働き出します。たとえば消化器官になんらかの毒物が侵入すると、からだは吐き出すか、下痢をしてその毒物を排泄させようとします。同様に肺に侵入すると、咳をし、喉《のど》に侵入すると、くしゃみをして追い出そうとします。ニキビやおできはからだにため込まれた毒素（有害な老廃物）を、皮膚（からだの最大の排泄器官）を通して排泄しているのです。鼻水はからだが許せる範囲以上にたまりすぎた老廃物を早急に排泄させるときにからだがとる手段です。

これらはすべて**からだにある自己防衛力の現われ**です。これらの症状を病院に行って止めてもらうことは、からだの生命機能を妨害する以外の何物でもない、愚かな行為なのです。

からだには私たちの想像を絶するようなすばらしいヒーリング・パワーが備わっています。からだは切り傷や打ち身、打撲《だぼく》の治し方を知っています。折れた骨をくっつける方法も心得ています。バクテリアやウィルスに対する戦い方もわかっています。

私たちが気づいていようといまいと、**私たちのからだはガンと戦う方法さえ知っている**のです。私たちの細胞は毎日毎日、毎分ごとにガン細胞の攻撃を受けています。それはからだのさまざまな代謝機能がフリーラジカル（活性酸素）と呼ばれる危険な副産物を形成しているからです。

フリーラジカルは細胞を攻撃し、細胞の腫瘍促進遺伝子のスイッチをＯＮにしたり、腫瘍抑制遺伝子のスイッチをＯＦＦにしてしまい、その結果細胞の遺伝子ＤＮＡを破壊し、脳の指令を受けないガン細胞に変えてしまうのです。

しかし、幸いなことに、からだにはガン細胞が大きく成長したり広がったりする前に、免疫機能が働いてガン細胞をやっつけるメカニズムも備わっています。このプロセスはあなたが眠っているときも片時《かたとき》として休むことなく行なわれています。ガン細胞がからだの防衛能力を突き破って優勢になるのは、免疫力が低下するか、傷ついてしまったときだけです。

免疫力低下の原因は、長年にわたるからだにふさわしくない食習慣や、睡眠・運動の不足、ストレスマネージメントの欠如などで、いずれも私たちのコントロール下にあるものです。

ですから病院へ行く必要があるのは、事故で大怪我をしたときだけで十分なのです。からだにふさわしい生活習慣を実践していれば、中年以降の多くの人々が人間ドックの検査後に指摘される、血圧・コレステロール値・中性脂肪値・血糖値・尿酸値の異常、肝機能障害などは決して起こりません。

ヒーリングは生きている生命体に内在する生命力によって行なわれる生物学的なプロセスです。医聖として今日もなお多くの医師たちの間で尊敬されているヒポクラテスは今から二〇〇〇年ほど前に**「治すのはからだであって、医師ではない」**ことを力説していました。彼はからだのヒーリング・パワーを抑えてしまうことを戒《いまし》め、次のように述べています。

「医者はアシスタントにすぎない。自然の助手である。医師にできることは自然に力を貸すことだけだ。病気のときはからだを助けること、あるいは少なくとも害を及ぼすようなことはしないことが重要だ」

シュバイツァー博士も、「我々医師は何もしない。我々はただ、内なる医師を助け、励ますのみである」と述べ、ヒーリングに関してはからだが主役で、医師にできることは、からだが行なうヒーリングの作業が円滑に進むための条件や環境を整え、からだに協力することだけだということを明らかにしています。

次のような皮肉な現象も報告されています。

・イスラエルで過去二度、医師の団体がストライキに突入し、救急医療以外の治療を一切行なわなかった間、患者の死亡率が半減した。

・南米コロンビアのボゴタで、五二日間に及ぶ医師の団体のストライキがあり、その期間中、同じく救急医療以外の治療が一切行なわれなかったところ、患者の死亡率が三五％低下した。

・アメリカ（数か所）、オランダ、ベルギー、カナダ（各一か所）の病院で医師のストライキがあったとき、いずれも患者の死亡率が五〇～六〇％激減した。

・南カリフォルニアの医師たちのストライキ中、患者の診療や緊急以外の手術をストップしていた間、死亡率がまたたくうちに低下した。

医者は神様ではありません。私たちは医者や病院に過剰な期待を持ちすぎてはいけないのです。むしろ生活習慣を正し、自分のからだは自分で守っていこうというくらいの心構えが大切だと思うのです。

「間違った食べ方をしていたら、どんな医者であろうと治せない。しかし正しく食べていたら医者はいらない」と言ったヴィクター・G・ロッシーニ博士の言葉も、「生活習慣さえ正しければ、医師の治療は不要である」ことを物語っています。

●最良の治療法とは、食を控えて静養に専念すること

ヒポクラテスはこうも述べています。

「病人に食べさせると、病気を養うことになる。一方食事を与えなければ、病気は早く治る」

動物たちは怪我をしたり病気になると、静かで安全な場所を探して横になり、健康が回復するまでじっと休んでいます。食べ物はとりません。時々水を啜《すす》るだけです。犬や猫を飼っている人は、そのことをよく知っているはずです。どんな好物を与えても、食べようとはしません。彼らはそれがヒーリング（治癒）にとって最もいい方法であることを本能的に知っているからです。自然はその本能を動物たちに与えてくれているのです。

ところが、人間は病気になると、たいてい動物たちとは逆のことをします。仕事や食事を

やめるようなことはしません。病気と戦わなければならないからと、食欲がなくても無理して栄養価の高い食べ物をとり込んだりしています。症状を止めてくれるというふれこみの薬も飲みます。

前述したように、非常に多くの人が**「病気とはベストの状態をとり戻すために、自ら引き起こしている現象である」**ということに気づいていません。たとえば、「風邪」と呼ばれる症状は、排泄されずにからだにたまりすぎた毒素（老廃物や有害物質）を早急に排泄させるために、からだが自ら引き起こすヒーリングのための緊急手段なのです。

つまり、からだの大掃除です。鼻水や咳、痰《たん》は、感染した細胞を洗い流したり、ウィルスをからだから取り除いたりするプロセスをからだが行なっているというサインです。熱は白血球細胞を活性化したり、脳からの免疫組織の活動戦力を掻《か》き立てる強力な物質インターフェロンの分泌を高めるのに役立っているのです。

こうした事実を知らないために、人々はからだが行なっているヒーリングに伴う症状を薬で抑えてしまいます。食欲がなくなり、熱や鼻水が出てきたら、薬など飲まず、動物たちのようにからだから送られてくる声に耳を傾けて、水だけを飲んで休むことです。そうすればからだはびっくりするほどのスピードで健康をとり戻していくでしょう。

ちなみに心臓病で死ぬアメリカ人の外科医は一般の人より二三％多く、ガンで死ぬ医者は一二％多いそうです（T. C. Fry『The Myth of Health in America』より）。

いくらストレスのたまるたいへんな仕事とはいえ、「医者の不養生」のひとことで片づけてしまうには数字が悪すぎます。最新の医学でさえ医師自らの身を死から守れないことの証明でしょう。『新約聖書』の「医者よ、自らを治せ」の言葉はまだ十分生きているのです。

日本でも院内感染や医療ミスなどで亡くなる方が後を絶ちませんが、アメリカでは医療ミス（薬の誤用を含む）による死亡が死因の第三位となっているため、予防策や自己防衛手段を講じるための指南書が出版されているくらいです。

また日本の一流の病院ですら、その病院食のひどさといったら唖然《あぜん》としてしまうほどです。正しい栄養学についてまったく無知な人たちが治療・経営しているとしか思えず、こうした病院での入院が長期化すれば治るものも治らないのではないか、と思わざるを得ません。ロバート・メンデルソン博士は、「病院はすべての人々にとって、この世で最悪といえる場所である」と辛辣《しんらつ》に語っています。

以上、医師と病院に関して批判的なことを書きつらねてきましたが、ここでトーマス・エジソンの言葉を紹介します。

「将来の医者は薬を処方するようなことはしなくなるだろう。その代わり、人間のからだの構造や食事、病気の原因と予防について患者が関心を持つよう指導することになるだろう」

エジソンが予告した「将来の医師」はまだ私たちのまわりにはあまり存在していません。患者さんの健康づくりに貢献してくださるようなお医者さんがどんどんふえていくことを願いながらこの項を綴ったことをご理解いただければ幸いです。

【第10条】適度な運動を励行し、必ず十分な睡眠をとること

たとえ今は健康であっても、短時間睡眠は必ずあとでツケがくる

●運動こそ老化を防ぐほんとうの特効薬

第10条にはあえて常識とされることを掲げました。それだけこの「第10条」を強く訴えたかったわけで、健康なからだは食べ物だけでは築かれず、運動・睡眠を含めた生活習慣の改

善こそがぜひとも必要であるからです。

どんなに食事が正しくても、「適度な運動」が伴わなければスリムで健康なからだづくりは完成されません。私たちのからだは動かすようにつくられており、使わないと退化してしまいます。筋肉は萎縮し、骨は体重を支えることができないほど脆くなり、呼吸器系、循環器系、腺《せん》、消化器系、神経系などの組織の機能も低下していきます。

活発にからだを動かさないと、肺に集められた二酸化炭素が酸素と交換されなくなり、細胞は酸欠状態になってしまいます。不活発な人の血液循環は、二五歳で四〇%、三五歳で六〇%、六〇歳で八〇%も低下しています。その結果、細胞に酸素や栄養が運ばれず、細胞からの老廃物の搬出もできず、組織が詰まり、エネルギーレベルが低下し、肥満や病気、早い老化の基礎をつくっていくことになります。

●睡眠不足は最終的には割に合わない

非常に多くの人が睡眠をおろそかにしています。交通事故から、スペース・シャトル「チャレンジャー」の爆発、スリーマイル島やチェルノブイリの原発事故まで、悲惨な事故の多くが睡眠不足のために起こっています。

睡眠不足はバッテリーの充電が不十分な車を動かそうとしているようなものです。睡眠が不足すると、翌日の活動に必要な神経エネルギーを十分に充電することができません。神経エネルギーはからだのすべての機能やプロセスを司《つかさど》っている神経組織のエネルギーで、眠っている間に脳によってつくられる程度の弱い電気です。充電が不十分な神経組織は、神経疲労を起こし、からだの機能を万全にコントロールしていけなくなります。

その結果、集中力、思考力、記憶力、仕事の効率、スタミナなどが低下、エネルギー不足で協調性が欠如し、イライラ、興奮、感情の爆発、動揺、落ち込み、不安などが生じます。免疫機能が低下し、感染症にかかりやすくなったり、ガン細胞の形成を許してしまったり、内分泌腺機能が低下して糖尿病、甲状腺異常、消化不良、肥満、老化、そのほかさまざまな障害も避けられなくなります。

超健康革命10か条

第1条　「バランスのとれた食事」をとらないようにすること
――「バランスのとれた食事」こそすべての病気の元凶である

第2条　朝食はしっかりとらず、果物だけを食べるようにすること
――「朝食信仰」を信じるな。朝食はとらないほうがよい

第3条　果物を毎日たっぷり食べて血糖値を正常に保ち、血液をサラサラにすること
――果糖と砂糖は大違い。果物では太らないし、糖尿病にもならない

第4条　牛乳は骨粗鬆症の原因になるので、飲まないようにすること
――骨粗鬆症発症率のワースト3はアメリカなどの酪農大国である

第5条　肉を食べるときは山盛りの野菜をいっしょに食べること
――肉類はスタミナをロスさせ、寿命を縮める食べ物である

第6条　ファストフードは死に急ぎたい人のための食品なので、利用しないこと
――幼くしてファストフードの味を覚えれば致命的となる

第7条　油はできるだけ使わないようにすること
――マーガリンはプラスティックの固まり

第8条　白砂糖、薬、サプリメントの摂取には十分注意すること
――加工したものには必ず副作用がある

第9条　病院にはできるだけ行かないようにすること
――医者のストライキがあると死亡率が激減する

第10条　適度の運動を励行し、必ず十分な睡眠をとること
――たとえ今は健康であっても、短時間睡眠は必ずあとでツケがくる

第5章　スリムに生きる秘訣

この世の中で人間の健康と長寿に最も役立つものは
「ベジタリアン」の食事である。
――アルバート・アインシュタイン（物理学者）

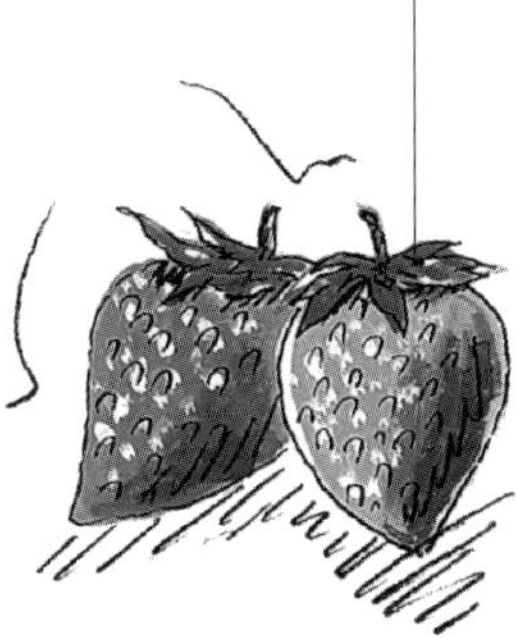

どうしてダイエットはうまくいかないのか

ダイエット産業が急成長しているにもかかわらず、肥満と病気はいっこうに減りません。それどころかむしろ太った人と病人はふえていく一方です。それを反映して巷《ちまた》にはさまざまなダイエット法が満ちあふれていますが、残念なことにどのダイエット戦略も、「永久にスリムで健康なからだ」を与えてくれるものではありません。

ダイエットがうまくいかないのは、**どのダイエット法も自然と調和していない**からです。この地球上に生息する生き物は、人類を含めてすべて自然の摂理によってコントロールされています。この世に健康で生き長らえていくためには、自然の摂理に従うことが生物としての鉄則です。

どのダイエット法もダイエットという行為自体が不自然で、間違った手段であるために、永久にスリムにはなれません。ダイエットをしている間はやせても、やめるとまたすぐに太ってしまいます。そのダイエット法ではダメだと悟ると、また別のダイエット法を始めます。目標の体重にまで減ると、ダイエットは終了で、また元の食事に戻ります。特にダイエット中我慢していたものをたらふくおなかに詰《つ》め込んで、また太ってしまうのです。

どんなダイエットをしても、ダイエット中はやせ、やめると太るといったヨーヨー現象のくり返しです。だからダイエットは効果がないのです。

私もそれをくり返してきました。ダイエット中はおなかいっぱい食べたことはなく、いつもひもじい思いをしていて満たされていませんでした。食べずに我慢しているアイスクリームやケーキ、あんみつをたらふく食べる夢をしょっちゅう見ていました。そして目標体重に達成するが早いか、自分自身に禁じていたものを買いに走っていたのです。

減らした分の体重はまたたく間に元に戻ってしまい、元《もと》の木阿弥《もくあみ》です。そのときの挫折《ざせつ》感ほどみじめなものはありませんでした。私自身ダイエットの効果のなさには、いやというほど思い知らされてきたのです。

永久に効果がある唯一の減量法は、あなたがこれから一生の間受け入れて暮らしていけるものでなければなりません。それは本書で紹介している「自然と調和した食べ方」です。この方法に従えば、複雑なカロリー計算などは一切不要で、いつもおなかいっぱい食べられ、それでいて太っていた人はまたたく間に減量し、生涯《しょうがい》スリムな体型を保つことができるようになるのです。

流行のダイエット法のなかには健康を傷つける危険なものがたくさんあります。カロリー制限のダイエット法では、制限カロリー以内なら、何を食べてもかまわないという誤解を生み、健康維持に必要な栄養が摂取《せっしゅ》できないことがよくあります。特にビタミンやミネラル、抗酸化物質、ファイトケミカルなど、病気を予防したり改善したりするのに決して欠かせない栄養が不足する傾向をつくってしまいます。

好きなものを好きなだけ食べていて大丈夫。秘訣《ひけつ》は寝る前に排泄《はいせつ》を刺激するタブレットやパウダーを飲むだけ。それで食べたものが吸収されるより早く排泄させてしまうという方法は、食習慣を変えたくない人々の間で最近人気です。しかし、これもからだが必要な栄養を十分にとることができず危険な方法といえます。

さらに危険なのがプロテイン・ダイエット。炭水化物を一切とらず、高タンパクの食事(肉、魚、卵、乳製品)でまたたく間にやせるというこの方法は、今お肉大好きのアメリカ人の間で大流行していますが、一〇年、二〇年のスタンスで見ると大腸ガン、乳ガン、前立《ぜんりつ》腺《せん》ガンなどになるリスクが著しく上昇するという非常に危険なダイエットです。

動物性食品とガンとの関係は、喫煙と肺ガンの関係以上に密接なのです。たとえやせても健康を害してしまったのでは、ダイエットに成功したとはいえません。

●カロリー制限するとよけい太るわけ

摂取カロリーを減らすダイエットを行なうとよけい太るのは、からだに備わっているエネルギー危機に対処するメカニズムが作動し始めるからです。あなたが低カロリーのダイエットを始めると、からだはあなたが飢えてしまうと感じ、あなたが「カロリー制限をして体脂肪（備蓄用エネルギー燃料）を減らそうとしているのだ」とからだに言い聞かせようとしても、からだはそれを聞き入れようとはしません。逆に食べる量が減れば減るほど、からだは脂肪を失うまいといっそう努力するようになります。からだは飢餓の期間が終わるまで、できるだけ体内の備蓄燃料をためておこうとするからです。

食べ物の量が減らされると、脳の視床下部《ししょうかぶ》にある食欲と代謝を司《つかさど》っているメカニズムが作動して警報機を鳴らし、からだにエネルギー危機が発生したので、エネルギーを節約するよう、からだの各組織にサインを出すのです。

そこでからだはすべての代謝活動をスローダウンするようになります。呼吸、消化、心臓の活動、排泄、筋肉の動き、頭の働きなどの機能が低下します。体温が下がり、便秘となったり、生理が止まってしまうこともあります。

これらの現象は、飢餓状態に対処するためにからだに備わっている防衛のメカニズムです。からだはこうして、次に食料が入ってくるまでエネルギーを節約するのです。ちょうど高速道路を走行中にガス欠になりかけたとき、スピードを落として最寄りのガソリンスタンドのあるところまで、ガソリンの減り方をできるだけ遅らせるようにして走るのと似ています。

都合の悪いことにダイエットをやめても、エネルギー節約モードにセットされたプログラムはすぐに解除になりません。食事によってエネルギー燃料が入ってきているにもかかわらず、低下した代謝機能は何週間も続いたままです。その結果、消費されないエネルギーは脂肪（備蓄用のエネルギー）としてものすごく速いスピードで蓄積されていきます。こうしてダイエットをした人は、いくらかの体重を減らしたとしても、結局次の段階ではダイエット開始当初よりもっと太ってしまうのです。

食事制限をして食べたいものを我慢していた人々は、ダイエットが終わったとたんにメチャ食いをする傾向があります。これは次の飢餓状態に備えて、食べられるときにしっかり食べて備蓄用のエネルギーを確保しておこうというからだが本能的に行なうもう一つの防衛手段なのです。

●スリムで健康な人に共通した「生活習慣の鉄則」

スリムで健康な人はどれだけ（何カロリー）食べるかよりも、**何を食べるか**（何からカロリーをとるか）を重視しています。

そのときの選択基準として役立つのが「$H=\frac{N}{C}$」の栄養方程式です。H（Health）は健康、N（Nutrition）は食べ物の中の栄養濃度、C（Calorie）は食べ物のカロリー量を表わしています。これは食べているものの大部分が一カロリー当たりに含まれる栄養濃度の高いもので構成されている場合のみ、唯一《ゆいいつ》最もハイクオリティーな健康と永久減量を同時に可能にするというまったく新しい栄養学の理論です。

食べ物の栄養にはカロリー源となる炭水化物、脂肪、タンパク質のほかに、食物繊維、ファイトケミカル、抗酸化物質、ミネラル、ビタミン、オメガ3脂肪酸、食物酵素、そのほかまだ無名の、あるいは未発見の物質などたくさんあります。

たとえば、一〇〇キロカロリーのサーロインステーキと一〇〇キロカロリーのブロッコリーを比較すると（一七二ページ、表11参照）、重量はステーキが三三・四g、ブロッコリーが二三二・六g。このときブロッコリーのタンパク質はステーキの約二・二倍、カルシウムは約六八倍、鉄は約一〇・三倍、ビタミンCは約三七二倍、そのほかどの栄養もブロッコリーのほうがステーキよりずっと多く含まれています。

そして脂肪はステーキのわずか三％以下。ステーキは太っている人が決してとりたくない脂肪（しかも心臓病や脳梗塞《のうこうそく》の要因となる飽和脂肪）が、カロリーの七〇％も占めているのです。一方のブロッコリーはわずか二・一％（しかもオメガ3脂肪酸を含む不飽和脂肪酸のみ）。逆にタンパク質は五五％と豊富です。

また、私たちのからだをガンや心臓病、脳卒中から守ってくれる重要な栄養、ファイトケミカル、抗酸化物質はステーキにはまったく含まれていません。老廃物を速《すみ》やかに排泄したり、コレステロール値を下げるのに役立つ食物繊維もステーキには０％。

重量があって、おなかがいっぱいになり、よけいな脂肪をとらずにからだに必要な栄養をすべて与えてくれるのはどちらの食べ物かは一目瞭然です。肉は超栄養食品だと思っていたとしたら、あなたは真実を見落としていたことになります。

人々が一日にとるカロリー量はたいてい決まっています。そのなかで脂肪の多い肉や乳製品、精製炭水化物（白米、白いパン、白い小麦粉製品、白砂糖など）からのカロリー量が多くなればなるほど、脂肪や単純炭水化物（炭水化物以外の栄養がほとんどかまったく失われてしまっているもの）の摂取量がふえ、タンパク質やほかの栄養摂取量が少なくなります。不幸なことに、太っている人はたいていカロリーの多くをこうしたものからとっているのです。

一方**スリムで健康な人は、多くのカロリーを低脂肪の植物性ホールフード（野菜や果物、豆類、全穀類、海藻類などの自然丸ごと食品）からとっています。**カロリー当たりで比較した場合、最も栄養濃度の高い食べ物は緑葉野菜（ロメインレタス、春菊、小松菜、ホウレンソウ、タアツァイなど）、ついで、ブロッコリーやグリーンピース、インゲンなど、葉もの以外の緑葉野菜。それから果物、炭水化物野菜（ニンジン、カボチャなど）、豆類、全穀類、木の実、種子類とつづきます。

栄養濃度の低い食べ物の代表はクッキングオイル、バター、ラードなどです。マーガリンやショートニングのように水素を添加されてトランスファット（変形脂肪）に変わってしまったものは、栄養濃度の最も低い最悪な危険物質です（一四一ページ参照）。

スリムで健康になる秘訣は**カロリー当たりの栄養濃度がいちばん高い緑葉野菜を豊富にとることな**のです。これらの食べ物は好きなだけ食べても決して太りません。**食べれば食べるほど、体重が減っていきます。**

こんなに違う野菜（ブロッコリー）と肉（ステーキ）の栄養価

（表11）100キロカロリー当たりの栄養価の比較

	ブロッコリー	サーロインステーキ（脂身なし、和牛）
タンパク質	13.7g	6.2g
カルシウム	114mg	1.67mg
鉄	4.42mg	0.43mg
マグネシウム	69.8mg	5.35mg
カリウム	1232.6mg	90.3mg
食物繊維	11.2g	0
ファイトケミカル	非常に多い	0
抗酸化物質	非常に多い	0
ビタミンB_1	0.28mg	0.02mg
ビタミンB_2	0.63mg	0.06mg
ナイアシン	2.79mg	1.44mg
ビタミンC	372mg	0
ビタミンA	930.2IU*	4.35IU*
ビタミンE	4.19IU*	0.07IU*
脂肪	0.23g	7.79g
重量	232.6g	33.4g

＊IUは International Unit（国際単位）の略。

それからもう一つ忘れてはいけない鉄則があります。それは**毎日精力的にからだを動かす**こと。どんなに正しく食べても運動しないとスリムで健康にはなれません。

しぼりたてのジュースはダイエットの最高の友

からだをスリムで健康に保つためには水分をたくさん含んだ食べ物を豊富にとる必要があることは、すでに第3章でお話ししました。からだに水分を豊富に与えてやらないと、からだの浄化作業は完璧《かんぺき》に行なわれません。余分な体重で悩んでいる人は水分が不足しているために老廃物がからだにたまりすぎているのです。ただの水をいくら飲んでも浄化作業の効率は上がりません。新鮮な果物や野菜から、生命力に満ちあふれた生きている水を豊富にとりこむ必要があります。

この水には酵素、抗酸化物質、ファイトケミカル、ビタミン、ミネラル、オメガ3脂肪酸、糖《とう》（炭水化物）のほか、からだの機能を活発にさせるために必要となるさまざまな栄養素がふんだんに溶けているのです。これらの栄養はすべて、からだの浄化と排泄作業には欠かせないものです。これらの栄養をジュースにして摂取すると、消化にエネルギーを使わずに、非常に効率よくすべての成分を大量にとり入れることができるのです。

節約できたエネルギーは、早速浄化作業のためのエネルギーとして使うことができます。

ジュースの豊富な酵素やさまざまな栄養素は、からだにため込まれ、よけいな体重となっている老廃物を掻《か》き出すのに役立ち、生命力あふれる水は、老廃物をからだの外へ運び出すのに使われます。

ジュースを毎日の定番メニューにすると、おなかやお尻のまわりのよけいな固まりが文字どおりえぐれるようにしてとれていくのがはっきりとわかり、びっくりするに違いありません。

ジュースはしぼりたてでなければ、その効果は期待できません。市販の缶やビンに入ったものは加熱殺菌されているため生命力がありません。減量効果などなく、からだを浄化するどころか、からだを詰まらせる有害物質となってしまいます。

ジュースにも飲み方がある

①胃が空っぽになっているときに飲むこと。

②一口含んだら唾液《だえき》と十分に混ぜること。
③がぶ飲みしないこと。
④肥満や糖尿病の人は、果物のジュースよりも野菜のジュースがおすすめ。
一回におよそ四〇〇〜五〇〇mℓずつ、一日二ℓまで好きなだけ飲んでください。
⑤野菜ジュースはニンジンだけでもいいですし、ニンジンをベースにセロリ、春菊、小松菜、ホウレンソウ、緑の濃いレタス、パセリ、キャベツ、キュウリ、ピーマン、ビーツなどから好きなものを組み合わせてもいいでしょう。飲みにくい場合は、少量のリンゴを入れるとおいしくなります。

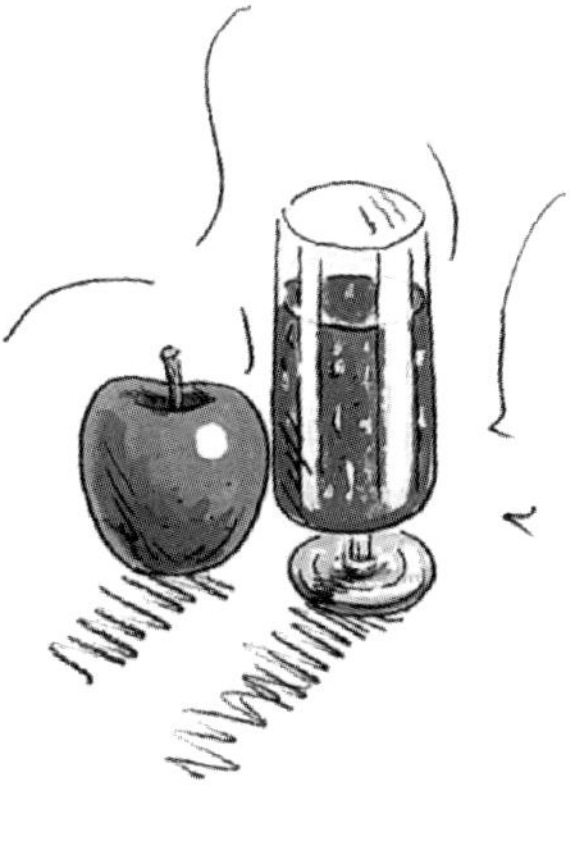

第6章　果物・野菜に関して必ず出る質問【Q&A】

もし食肉処理場がガラス張りだったら、
みんな肉食をやめることだろう。
我々はその動物たちの苦痛の一因となっていないことがわかれば、
自分自身に対しても、動物たちに対しても心穏やかでいられる。
――ポール・マッカートニー（ミュージシャン）

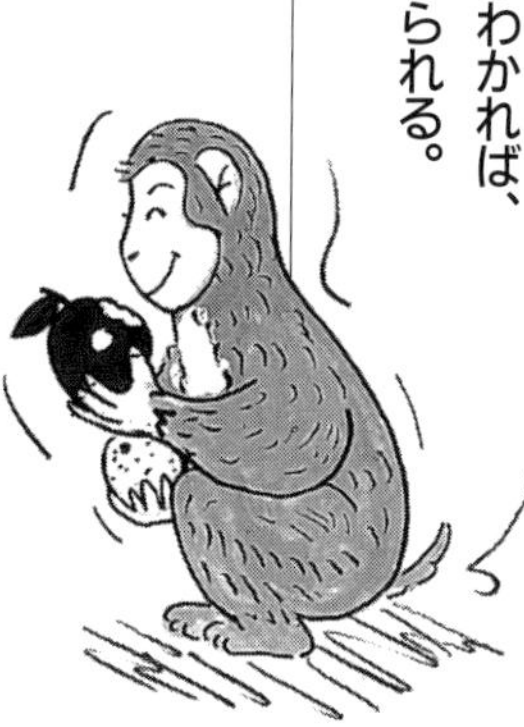

果物は人間のからだに良い働きをもたらす一〇〇％確実な食べ物です。果物で健康になりスリムになることに関して、「あんな甘いもので大丈夫なのか」「糖尿病にならないのか」といった心配をする人も多いことでしょう。この章ではそういったみなさんからのさまざまな疑問を解消していきたいと思います。

Q1 「果物は果糖が多いので食べたら太る」と言われたことがあります。果物の食べすぎは太るのではないですか？

A 果物には食べ方があります。正しく食べているかぎり太りません。

果物は食後のデザートとしてではなく、空腹のときに食事としてとるという正しい食べ方（一一三ページ参照）をするかぎり、太ることはありません（ただし、かなりやせている人は太る場合があります。自然のものを摂取することによって、からだがその人の理想体重に導いてくれるからです）。

おなかいっぱいになるほどの食事をして、そのあとなおかつフルーツをおなかいっぱい食べるとか、あるいはフルーツだったら何でもいいだろうと濃縮還元ジュースや果物の缶詰を食べる、というのでは本書を読まれた意味がありません。果物の食べ方を間違っていればそれは太ることもあるでしょう。しかし本書に書かれている正しい食べ方を実行しているかぎり太ることはありません。

新鮮なしぼりたてのフルーツジュースは、からだが毒性の老廃物を洗い流すのを助けるのに大きな効果を発揮してくれます。太ることを心配するならば、むしろ果物よりも精製された白米、白いパン、うどん、白砂糖など、からだに無駄なエネルギーを蓄積しやすい精製食品をやめることを優先すべきでしょう。

それでもカロリーが心配という方は、バナナやデーツなど甘味の強いものはやめておくとより安心できることでしょう。代わりになる果物はいくらでもあるのですから。

Q2 果物ばかりを食べていたら、果糖のとりすぎで糖尿病になるのではないでしょうか? 血糖値が上がるのも心配です。

A 果糖と砂糖とはまったく違う物質です。果物を正しく食べれば、むしろ血糖値は下がります。

これは果物に関する最も多い誤解の一つで、果物は正しく食べるかぎり(食後のデザートとしてではなく、胃が空のときに食事としてとるかぎり)、食べたいだけ食べても糖尿病になることを心配する必要はまったくありません。むしろ果物を正しく食べれば、血糖値は下がります。

その理由は以下のとおりですが、果物の中の糖分《とうぶん》と白砂糖などに含まれている糖分とは同じ「糖」と称されてはいても、まったく違う性質のものだということをまず知っておいてください。

お菓子などに含まれる精製された白砂糖や化学的な処理によって抽出《ちゅうしゅつ》された人工のブドウ糖は、体内に入ると腸壁から急激に吸収され、血糖値を急上昇させてしまいます。そのためからだは血液中の糖をすばやく細胞へ運び込むためにインスリンの大量分泌をすい臓に要求して、急上昇した血糖値を正常に戻そうとします。つまり、からだに負担をかけるようなやり方で糖分子を細胞組織へ分配していくのです。

その結果、すい臓は酷使され、血糖値のバランスを保てなくなります。そればかりか、炭水化物（糖分）の代謝にはビタミンB群（特にB_1）やクロミウム、カルシウムなどのミネラルが必要なのですが、白砂糖は精製過程でこれらの栄養を失ってしまっているため、人間のからだの蓄《たくわ》えのなかから補給しなければならないのです。

それに反して、果物に含まれている天然の糖は、白砂糖よりもずっと複雑な細胞組織の中に存在しているので、血液にゆっくりと吸収され、血液中を糖で急激にあふれさせてしまうようなことにはなりません。また果糖はからだの細胞に吸収されるとき、インスリンの助けを必要としないので、インスリンを使いすぎたり、それによってすい臓を酷使して疲れさせてしまうこともないのです。

果物は糖代謝に必要とされる成分をすべて合わせ持ったものであり、**果物はお菓子などに含まれる白砂糖とはまったく性質の異なったエネルギー源**だということがわかっていただけたでしょうか。

さらにつけ加えれば、水分や食物繊維を豊富に含んでいる果物は、白砂糖入りのお菓子と異なり、すぐにおなかがきつくなり不必要に食べすぎることはほとんどありません（空腹のときに、はたしてどれくらいのミカンが食べられるものか、一度試してみてください）。

そればかりか、果物からは糖分子やさまざまなアミノ酸、ビタミン、ミネラルなど栄養がたっぷりと与えられるため、脳の視床下部《ししょうかぶ》にある満腹中枢《ちゅうすう》が刺激され、すぐに満腹のサインが出されます。たとえ万が一食べすぎるようなことがあったとしても、お菓子の場合のような弊害はほとんど起こらないのです。

ちなみに英語ですと、果糖は「フルクトース（fructose）」であり、白砂糖「シュガー

(sugar)」の表記とはまったく異なります。日本語ではどちらも「糖」の文字を充《あ》てているので、よけい同一のもののように思われているのかもしれません。

ところで、ご飯やうどん、パスタを食べるとき、どれだけの糖分を体内にとり込んでいるか、みなさんご存じでしょうか。実は、白米（茶碗二杯）、またはうどんやパスタ一人前（乾麺の状態で約一〇〇g）から得られる糖は、ミカンおよそ一〇・八個分、バナナだと三・三本分、ブドウ（デラウェア）だと五房分、グレープフルーツだと三・五個分に含まれる糖分に匹敵するのです。

つまり、うどんを一杯食べるのもミカンを一一個食べるのも、からだに与えられる糖の量はほぼ同じというわけです。玄米、または全粒小麦やアーティチョークのパスタでないかぎり、白米やたいていのうどん、パスタには食物繊維が失われているので、白砂糖同様、血液中を急激に糖の洪水にしてしまいます。糖代謝に必要なビタミンB群（特にB_1）やクロミウム、カルシウムも含まれていません。

一方、果物は糖代謝に必要な要素をすべて合わせ持ち、ガンや心臓病を予防するのに役立つ食物繊維や抗酸化物質、ファイトケミカルなども豊富に含んでいます。デンプン質食品のように消化にからだのエネルギーを浪費してしまうこともありません。

血糖値の高い人は、果物を食べないことよりも、まず白米、白いパンなどの精製穀物を玄米や全穀粉のものに変え、白砂糖の使用をやめることのほうがはるかに重要でしょう。

糖尿病の人が果物を食べるときは、必ず緑の濃い野菜といっしょにとることです。食物繊維が血液中への糖の流出をさらにゆるやかにするのに役立つほか、野菜にはイヌリンと呼ばれるインスリン前駆物質が含まれているので、血糖値のバランスを正常に保つ効果はよりいっそうアップします。

「毎日果物を食べると中性脂肪値を高め脂肪肝になるので避けたほうがいい」と指導された方も多いと思いますが、これは果物が悪いのではなく、果物の食べ方が間違っていたり、肝臓が正しく機能していないためなのです。

アメリカ政府の「ダイエタリー・ガイドライン（食事指針）」では、ガンや心臓病、糖尿病の予防のために少なくとも一日五サーヴィングの果物や野菜を食べるようにすすめているくらいです（「5 A DAY《ファイブ・ア・デイ》」七九ページ参照）。日本でも「フルーツ・クリニック」で知られる外園《ほかぞの》久芳博士は、糖尿病患者に果物を豊富にとらせることでインスリン投与を中止でき、すばらしい結果を得ています。

Q3 生野菜は消化に悪いといわれましたが……。

A 加熱した野菜には生命力が失われています。野生動物から学んでください。

もしこれが事実だとすれば、火を発見する以前の私たちの祖先は何百万年もの間、ずっと消化不良を起こしていたとでもいうのでしょうか。それとも人類は火を発見して以来さらに進化して、生野菜を消化できないからだになったというのでしょうか。

地上に生息する象やキリン、シマウマなどベジタリアンの動物たち（草食動物）は何億年もの間、ずっと生の木の葉や草（生野菜）を食べてきています。彼らは加熱調理して食べているわけではないのに、消化のトラブルはありません。それどころか病気などほとんどなく、人類よりずっと健康です。

オランウータンの食事の八〇％は木の葉や草、二〇％が果物です。第3章でも述べたように、私たち人類と祖先を共有し、およそ六〇〇万年前に人類と別れて進化してきたといわれるチンパンジーの食事の五〇％は果物、四〇％は緑の草や葉です。人間とチンパンジーの遺伝子の違いはわずか一・二三％（『Nature』誌二〇〇二年一月）、消化器官の生理機能や構造はほとんど私たちと同じです。

私たちの創造主は、人類にも生の食べ物（果物や野菜、ナッツや種子類）を正しく消化・吸収できるようなからだを与えてくれており、およそ一五億年もの間、私たち人類および発生学的にその祖先を等しくするものたちは生の食べ物だけで進化してきたのです。

人類が火を発見してからの歴史は五〇万年、加熱調理した食べ物が食事の大部分を占めるようになってからの歴史はわずか数千年のことです。一五億年という気の遠くなりそうな人類の進化の歴史に比べれば、人類が野菜（草や木の葉）を加熱調理して食べる習慣の歴史など、ほんの一瞬の出来事（数十万分の一）にすぎません。

食べ物が加熱調理されるようになったために、からだの構造が生野菜を消化できないように変わってしまったというには、わずか数千年ではあまりにも短すぎる期間だと人類学者たちは指摘しています。

人類は長い長い年月、野菜を生で食べ、正しく消化し、そこからたくましく強靭《きょうじん》なからだを維持していくために必要な栄養を十分に受け取ってきました。私たちはその遺伝子を、そのまま受け継いできているのです。私たちのからだの構造や機能は依然として野山を歩き回り、火を使わなくても消化できるものを探し回っていた後期旧石器時代以前（四万〜一万年前）のものなのです。

さらに、創造主が私たちに食べるように用意してくれた生の食べ物には、それを正しく消化・吸収するために役立つすばらしい成分も含まれています。それは**「酵素」**と呼ばれる強力な生化学物質で、食べ物がとり込まれたときにからだの中で起こる代謝反応をスピードアップし、からだがタンパク質、脂肪、炭水化物を消化するのを助けてくれる触媒《しょくばい》です。消化できないといわれている食物繊維でさえ、加熱していない状態であれば、繊維を分解する酵素が含まれていることが、最近の研究から明らかになってきました。

ところが食べ物が四七・七度以上で加熱されると、これらの天然の酵素は破壊し始め、五四・四度で死滅してしまいます。人体は、胃、肝臓、すい臓、腸から消化酵素を分泌して消化作業を行ないますが、食べ物に含まれる機能的な酵素（食物酵素）がないと、消化は十分に行なわれません。未消化の物質が腸内を汚染し、病気の原因をつくっていくことになります。

実のところ、これらの臓器から分泌される酵素は本来、消化よりも病気を予防し、ベストの健康状態を保つといった代謝機能を行なうほうへ優先させたいものなので、酵素を消化のプロセスのために振り向けてしまうと、これらの臓器は代謝酵素が不足して、さらにもっと酵素を製造しなければならなくなってしまいます。これは臓器にとって非常に大きな負担となり、長年の間にはからだを徐々に傷つけ、老化のプロセスを早めていくことになります。

一生の間に製造できる酵素の量は決まっています。第3章でも述べたように、それはまさに、あなたがこの世に生まれたときに与えられる銀行預金のようなものです。この預金はふやすことはできません。いかに節約し、効率よく使っていくかが、あなたの健康の質と長さを決定する鍵《かぎ》です。加熱調理したもののほうが多い食事をしていると、からだで製造される酵素を、食べ物の消化に振り向けることになり、毒素の排泄《はいせつ》、免疫機能の活性化、病気の予防、有害な侵入物と戦うなどのために必要な代謝酵素が大幅に減少し、健康の質を低下させ、寿命を短くしていきます。酵素預金がゼロになったとき、私たちは死ぬのです。

Q4 生の野菜や果物はからだを冷やすのではないですか?

A 一時的な冷えがあったとしても、それこそが好転反応の証拠です。

これは非常に近視眼的な見方であり、大きな誤解です。果物や野菜がからだを冷やすのであれば、アラスカに住むベジタリアンは全員冷えに苦しんでいるはずですが、調査によると、寒冷の地であるアンカレッジでは冷えで悩まされているベジタリアンは一人もいないどころか、ベジタリアン全員がすばらしい健康と高いバイタリティーをエンジョイしていたといいます。

彼らの三分の二は食事の五〇％以上が生、三分の一は七五％が生でした。回答者の九〇％はベジタリアン歴も長く、半年という人はわずか一〇％でした。

からだを冷やすという誤解を生む理由は、生の果物や野菜を多くとる食事に変えた当初、寒気やからだの冷えを経験する人がよくあるからです。一時的な冷えは水分を豊富に含む果物や野菜がからだに大量に与えられるようになったために、からだが長年ため込まれていた毒素を排泄するための大掃除を開始したこと（好転反応）を示すサインです。

からだは果物や野菜に含まれる豊富な水と酵素などの活発な生命力を使って、エネルギーの多くを大掃除（解毒）の作業へと振り向けるようにするため、一時的にからだを温めるエネルギーが低下してしまうのです。

いつもよりエネルギーが出ない、疲労感、不定愁訴《ふていしゅうそ》などを経験する人もいます。こんなとき、生の果物や野菜を豊富にとるこのプログラムは、自分には向いていないと早合点する人もよくいます。

漢方医の診察を受けると、冷えは生の食べ物をとりすぎたためにすい臓が陰陽の陽不足になっているためだといわれ、からだを温めるために肉を食べるようにすすめられるかもしれません。しかし、漢方やマクロビオティクスの陰陽の考え方が引き起こす偏見と混乱に惑わされないようにしてください。

最近、欧米で漢方を研究している科学者たちのなかには、生きている生の食べ物の重要性を重んじる人々がかなり出てきています。彼らは目に見える症状と、目に見えないからだの内部で行なわれているプロセス全体とでは明らかに異なることを指摘しています。

水分を豊富に含む食生活に変えた当初、からだの冷えを感じたとしても、(個人差はありますが)、一〇日から数か月、あるいは一年くらいの間には、からだが温かくなってきているのに気づくようになるはずです。

からだから毒素が排泄されるにつれ、動脈の詰《つ》まりが少なくなり、血液循環の改善によって血行がよくなると、からだは温かくなりバイタリティーに満ちあふれた健康状態を実感できるようになるのです。

私自身、ナチュラル・ハイジーンの食生活に変える以前は、極端な冷え性でした。それが今では、外気温二〜三度の真冬でもからだはポッポと温かく、厚手のセーターを着ることもなくなってしまいました。私が指導した人々で初めは冷えを訴えていた人も、全員が必ず血行がよくなり、温かさを感じるようになっています。同じような経験をしている人々が、世界中には数えきれないほどいます。

食事を変えた当初、寒気をなくすのにいい方法があります。それはからだを温かくするのに役立つショウガ、唐辛子、カレーなどのハーブやスパイスを飲み物や食べ物に使うこと、そしてエクササイズをして精力的にからだを動かすことです。

これらのハーブやスパイスにはガンや心臓病を予防するのに役立つファイトケミカルも含まれているために最近話題を呼んでいますが、大量に常用していると消化器官を傷つける恐れがありますので気をつける必要があります。

念のために補足しておきますが、冷蔵庫に冷やしておいた果物や野菜をそのままですぐ食べれば、当然からだは一時的に冷えることになります。一〇度以下に冷たくしていたものが約三七度の体内に入るわけですから、あたりまえといえばあたりまえのことです。それを避けるには室温と同じ温度になるように冷蔵庫から出しておけばいいだけのことです。

こたつの上に置いてあるミカンを食べて寒気を催したという人などほとんどいないでしょうし、自然のなかで果物を食べている動物たちは冷蔵庫など使ってはいないのですから。

Q5 農薬の問題が心配で、野菜より肉や魚を多く食べているのですが……。

A 果物や野菜より動物性食品（肉、魚、乳製品、卵）のほうがはるかに汚染されているのです。

一方的な情報にだまされてはいけません。真実は**植物性食品より動物性食品のほうが、ずっと多くの農薬を含んでいる**のです。EPA（米国環境保護局）刊行の『農薬監視ジャーナル』の記事やFDA（米国食品医薬品局）の研究が、私たちのからだにある主な残留農薬源は動物性食品であることを明らかにしています。

世界的に有名なエコロジストのジョン・ロビンズも、すべての有害な残留農薬の九五〜九九％は肉、魚、乳製品、卵から体内にとり込まれると述べています。

彼の調査では肉は緑葉野菜の七・八倍、果物の一〇・四倍、豆類の一〇・八倍、穀物の三五・一倍、根菜《こんさい》類の四〇・一倍、ジャガイモの九三・七倍もの農薬を含んでいるのです。

日本の調査でも魚に含まれる有害物質PCB（ポリ塩化ビフェニール）は、緑葉野菜や米の九・五倍、豆類の八五・七倍、果物の二〇〇倍、イモや雑穀《ざっこく》類の六〇〇倍であることがわかっています（『日経ヘルス』一九九八年一二月号）。

私たちは残留農薬のついた野菜を食べるにしても、まず洗って食べますが、人間の食用となる動物たちは、飼料として与えられる農薬つきの穀物や牧草などを洗ってから食べるわけではありません。

これらの農薬は動物の脂肪組織や筋肉組織の中に蓄積されていき、その濃度はもともとの飼料に付着していた残留農薬の一〇〜二〇倍にも達します。動物の肉を食べる人々は、自分のからだの脂肪組織の中に、その動物の体内にため込まれた高濃度の農薬を蓄積することになるのです。

動物性食品を食べている母親の母乳で育てられている赤ちゃんは、人類のなかで最も濃度の高い農薬をとり込むことになります。ＥＰＡや米国大統領環境分析諮問委員会の調査では、全国各地の肉食の女性のうちの九九〜一〇〇％の母乳から農薬が検出されており、最も強烈な発ガン物質ジェルドリンは許容量の九倍、ＰＣＢは一〇倍にも達しているといいます。

ベジタリアンの女性の母乳の平均農薬汚染レベルは、アメリカ人女性全体と比べてそのわずか一〜二％にすぎません。このことは、ベジタリアンの食事をしていれば、残留農薬の摂取をいかに減らすことができるかを如実に表わしています。

オーガニック食品だけを食べれば、摂取する農薬の量はもっと減らすことができますが、値段やそのほかの点で実践するのはむずかしいかもしれません。しかしだからといって果物・野菜の摂取を簡単にあきらめないでください。たとえスーパーで売っている果物や野菜、全穀物、木の実、種子類を食べていたとしても、そのほうが肉や魚、卵、牛乳、乳製品を食べるよりも、はるかに残留農薬の摂取量を減らすことができるのですから。

これらのプラントフード（植物性食品）にはスリムで健康なからだづくりに必要な要素がすべて含まれています。細胞の酸化を防ぐ抗酸化物質、発ガン物質と戦ったり排除したりするのに役立つファイトケミカル、食物繊維など、動物性食品にはまったく含まれていない重要な成分がこれらの食品には豊富に含まれていることも見逃してはなりません。

Q6 果物や野菜よりも肉を食べたときのほうが、スタミナがつくような気がしますが……。

A プラシーボ（思い込み）効果にだまされないでください。

肉を食べたあとにエネルギーが出るように感じるのは、肉がエネルギーを与えてくれたわけではなく、肉にあらかじめ含まれている尿酸《にょうさん》、また、肉を消化分解したときに生じる尿酸の化学成分が、交感神経を強く刺激するからです。

これによってカフェインをとり入れたときのような高揚した気分になりますが、からだは生理的にこれらの動物性食品をうまく分解吸収できないので、消化のために多くのエネルギーを使うことになり、慢性的に疲労を感じ始めます。

「疲れたときはスタミナをつける肉」という言葉をまともに信じていると、やがて疲労とともに体内には排泄しきれない老廃物や有毒物質が蓄積するようになり、気がついたときには動脈硬化、高血圧、肥満、痛風、骨粗鬆症《こつそしょうしょう》、胃腸や腎臓《じんぞう》障害、心臓疾患、ガンなどの発症一歩手前になっているケースが少なくありません。肉を食べればスタミナがつくというのは、生理学、栄養学上根拠のない、単なる幻想（プラシーボ効果）にすぎません。

Q7 加熱したものよりも生野菜のほうがからだにとっていい、という裏付けはあるのですか？

A からだは「命の水」と「生命力（酵素）」を豊富に含んだ食べ物（生野菜・果物）を求めているのです。

この地球上に生息する生き物で、加熱調理したものを食べているのは人間だけです。自然界にいる動物たちには、火で料理してから食べ物を食べるような習慣はありません。そしてまた、彼らは人類の住む文明社会に蔓延《まんえん》しているような病気（ガン、心臓病、脳卒中、糖尿病、骨粗鬆症、関節炎、さまざまなアレルギーなど）に苦しむようなことも決してありません。

その理由は彼らが酵素を豊富に含んだ生きている食べ物を食べているためです。言い換えれば、生きている食べ物は代謝酵素を消化に振り向ける必要がなく、免疫機能をアップし、からだが病気予防に全力投球することができるからです。

加熱したもの中心の食事による食物酵素不足と、スタミナがなく病気がちなこととの間には、顕著な相関関係があるのです。

本書がすすめる**「水分を豊富に含む果物・野菜などの酵素に富む食べ物を極力多くとる食事」**こそ、すばらしい健康づくりのための不変の法則なのです。

そのことを証明するもう一つの事実は、新鮮な生の果物や野菜は非常に高いエネルギーを放出していて、それが私たちの体内にとり入れられたとき、からだのエネルギーを高めるのにとても役立っているということにあります。

この宇宙に存在するすべてのものがエネルギーを放出しています。そのエネルギーは振り子を持った特殊な装置で測定することができ、研究によると新鮮な生の果物や野菜から放出されているエネルギーは私たちのからだから放出されているエネルギーよりずっと数値が高いのです。

一方、肉や魚、卵、牛乳はもちろんのこと、軽く火を通しただけの野菜でも、この振り子を振動させるのに十分なエネルギーさえ放出していません。火にかけると、生きているものはすべて生命力を失い、死んでしまうのです。

さらに野菜を加熱すると、ビタミンの半分以上は失われ、ミネラルは茹《ゆ》で汁や蒸気の中に放出されてしまうばかりか、化学変化を起こして、からだが栄養として利用できない形のもの（インオーガニック）に変わってしまいます。

もちろん加熱による恩恵もあることは事実です。たとえば、加熱したトマトのほうが、生のものよりガン（特に前立腺《ぜんりつせん》ガン）の予防に役立つファイトケミカル、リコピンが豊富に摂取できることや、最近では、ニンジンも加熱してピューレ状にしたほうが、生のニンジンの三倍も抗酸化物質（フラボノイド）が多くとれることもわかってきました。抗酸化物質は、フリーラジカル（活性酸素）が細胞にダメージを与え、ガンのような病気を引き起こすのを防ぐのに役立つのです。

Q8 植物油もあまりからだにはよくない（一四〇ページ）ということですが、野菜を炒めるときの油や、ドレッシング、マヨネーズに代わるものはあるのですか？

A　ありります。私のお気に入りの方法をお教えします。

私が実行している方法をいくつかご紹介しておきます。

◎炒め物をするとき

次の二つの方法がおすすめです。

❶少量の油（高温に耐えられるキャノーラ油がおすすめ）で炒《いた》め、焦げつくようなら水を加えます。水を加えると、フライパンや鍋《なべ》の温度を一〇〇度（油にとってはそれほど破壊的ではない温度）に保てます。火を止めたあと、ニンニクを浸しておいたフラクシードオイル（フラクス油、亜麻仁油《あまにゆ》）を加えて、味を整えます。

❷少量の水で蒸気炒めにし、火を止めてから、フラクシードオイルか、ごま油を少々加えます。

油は加熱するときわめて有害な酸化物質に変わり、ガンや心臓病、脳卒中を引き起こす要因となります。最近アメリカでは、自然食のレストランばかりか、一流レストランでさえも、今述べたような方法をとり入れるシェフが急速にふえつつあります。

たとえば、ニラ・モヤシ炒めは中火にかけ、水（大さじ一〜二杯）を加えて、蒸気炒めにし、塩、コショウ、減塩醤油などで味付けすると、シャキッとおいしくできます。油の味がほしい人は、火を止めてからゴマ油を少々かけて混ぜます。

ニンジンやキャベツ、ピーマンなど固めの野菜を使う場合は、ふたをして蒸し煮にします。小松菜などの青菜はほかの野菜が柔らかくなりかけてから最後に加え、ひと煮してから、塩、コショウ、減塩醤油などで味付けします。

油を使わなくても、野菜に含まれる水分でおいしく調理できます。好みで水溶き片栗粉でとろみをつけてもいいでしょう。油を使って手早く仕上げてしまいたいときには、油のなかでは最も高温に耐えられるキャノーラ油のスプレー式のものを使うとごく少量で調理できます。なお、油の使用は例外的なもので、基本は「油を使わない蒸気炒め」です。

◎こんなドレッシングはいかがですか——

最近、ノンオイルタイプのものも出回っていますので、それを利用するのもいいのですが、保存料、添加物を含まない、もっとヘルシーで安全かつ簡単にできるものをいくつかご紹介しておきます。

すべて材料をミキサーかコーヒーグラインダーにかけるだけで、一週間は冷蔵庫で保存できます。これらのドレッシングを使って、昼食と夕食には必ず、生命力豊かな緑葉野菜のサラダを豊富に食べるように心がけてください。

この地球上で、健康と長寿のためにいちばん役立つ私たちの強力な味方、それは緑の野菜であるということを忘れないでください。緑のサラダ野菜は私たちのからだをガンや心臓病から守ってくれる、抗酸化物質やファイトケミカル、そして骨粗鬆症を予防するカルシウムの宝庫なのです。

ここ数年アメリカでは緑葉野菜の摂取量が急増しています。日本人の緑葉野菜の摂取量はアメリカ人の半分しかありません。サラダといえばポテトサラダやマカロニサラダしか思いつかない人がほとんどですが、もっと生の緑葉野菜サラダを食べる習慣を身につけてください。

❶グレープフルーツ・醬油ドレッシング

グレープフルーツジュース½個分（または、オレンジジュース1個分とレモン汁大さじ2）、万能ネギ1本（みじん切り）、ショウガのしぼり汁小さじ½、減塩醬油小さじ½（好みで加減）。以上の素材をミキサーにかける（以下❷～⓬とも同様）。

❷シソ・ドレッシング

❶のドレッシングの材料のうち、万能ネギとショウガの代わりにシソの葉を1～2枚使う。

❸オレンジ・タヒニ・ドレッシング

オレンジジュース（またはグレープフルーツジュース）1カップ、タヒニ（または洗いゴマ）大さじ2、セロリ1本、ニンニク1かけ（好みで）。セロリで塩味が出ますが、それでは物足りない人は、減塩味噌《みそ》か減塩醬油少々、あるいは昆布の粉少量を加える。

❹トマト・アボカド和風ドレッシング

完熟トマト（大）1個、セロリ1本、レモン汁大さじ2、ニンジン½本、アボカド½個、減塩醬油または昆布の粉少々（好みで）。

❺クリーミー・イタリアン・ドレッシング

完熟トマト（大）1個、アボカド1個、赤または黄色のピーマン1個、レモン汁1個分、リーキ（または長ネギ）一・五㎝、バジル（またはオレガノ）のみじん切り小さじ1、無塩のシーズニング少々。

❻トマト・ピーマン・ドレッシング

完熟トマト（大）1個、赤または黄色のピーマン½個。シーズニング、または減塩醬油少々。

❼サウザン・アイランド・ドレッシング

無塩で生のアーモンド（またはカシューナッツ）をグラインダーで粉にしたもの一〇〇g、完熟トマト（中）1個、赤ピーマン½個、キュウリ½本、減塩醬油またはシーズニング少々。

❽キュウリ・ドレッシング

キュウリ5～6本、無塩で生のアーモンド（またはカシューナッツ）をグラインダーで粉にしたもの大さじ4、レモン汁大さじ4、減塩醤油またはシーズニング少々（好みで）。

❾アボカド・オニオン・ドレッシング

アボカド大1個、レモン汁大さじ2、万能ネギ（みじん切り）大さじ1、パセリ（みじん切り）大さじ1、紫タマネギ（みじん切り）大さじ1、シーズニング少々。

❿豆腐ドレッシング

絹ごし豆腐二二五g、グレープフルーツまたは甘夏のジュース大さじ3、オレガノ小さじ½、シーズニング小さじ½、白コショウ小さじ⅛、ニンニク2かけ。

⓫タヒニ・ドレッシング

タヒニ1カップ、水大さじ2、レモン汁½カップ、玄米シロップ、またはメープルシロップ¼カップ、クミンシーズ（粉末）小さじ2、バジル（生／刻む）大さじ2、ニンニク（みじん切り）大さじ1。

⑫セサミ・ガーリック・ドレッシング

ゴマ（生）大さじ2～3、レモン汁½個分、水大さじ2～3、ニンニク1かけ（すりおろす）、減塩醤油1滴。

◎超健康マヨネーズのつくり方です――

マヨネーズには不安定で酸化されやすい不健康な脂肪（摘出油）や、からだには不必要なコレステロールが大量に含まれています。

コレステロールは私たちのからだ自身が体内でつくっていますが、動物性食品からとり込んだ分は人間のからだが使う種類のものとは異質なため、貴重なエネルギーを使って排泄しなければならなくなります。

つまり、私たちのからだの役には立っていないのです。排泄される量よりもとり込む量のほうが多いと、余分なコレステロールは動脈の血管壁に堆積し、心臓病や脳梗塞《のうこうそく》の原因となります。

市販されているマヨネーズよりずっとヘルシーで、からだの役に立つすばらしい代用品を次にいくつかご紹介します。

❶カシュネーズ

カシューナッツ（無塩、生）一〇〇g、レモン汁1個分、水大さじ2〜3（好みで加減）、ディジョンマスタード大さじ1〜1&⅓（Grey Poupon社製がおすすめ）、シーズニング小さじ½。ナッツを粉末にしてから、残りの材料を加えてミキサーで攪拌《かくはん》する。以下❷❸も同様。

❷アーモネーズ

❶のカシューナッツの代わりにアーモンドを使う（アーモンドは熱湯に2分浸し、皮をむいてから使う）。

❸セサミネーズ

❶のカシューナッツの代わりにゴマ（生）を、レモン汁の代わりにオレンジジュース（オレンジ½個分）を使う。

（表12）市販マヨネーズと自家製のものとのコレステロール量、脂肪含有量の比較

品名	コレステロール量（大さじ1杯当たり）	脂肪（大さじ1杯当たり）
マヨネーズ（市販のもの）	30mg	10.9g
カシュネーズ	0	7.1g
アーモネーズ	0	8.1g
セサミネーズ	0	7.8g
アボネーズ	0	2.8g

❹アボネーズ

アボカド（大）1個、ディジョンマスタード小さじ1、レモン汁少々（好みで）。ポテトサラダをつくるときは、蒸したジャガイモとインゲンに、万能ネギ（小口切り）をアボネーズであえる。

❺セサミ・ピーナッツ・ソース

生ゴマ大さじ2（粉末にしたもの）、ピーナッツバター（無糖のもの）大さじ3、ニンニク（みじん切り）小さじ1、グレープフルーツジュース大さじ4、薄口醬油大さじ1、ラー油小さじ½、水大さじ2～3。材料をミキサーにかける。ピタパンのサンドウィッチのフィリング（中身）や生野菜のディップとして使う。

［補足メモ］

◎木の実を毎日の食事に加えている人は、心臓病になるリスクを三七～五七％減らすことができます（『英国医学ジャーナル（British Medical Journal）』誌、一九九八年より）。

◎木の実や種子類を使うときは、二時間からひと晩水に浸し、発芽させてから使います。こうすると酵素抑制因子という成分がとり除かれ、消化しやすくなるのです。
◎木の実類の入手については二一五ページ（注1）を参照ください。

Q9 野菜に含まれるビタミンAやビタミンEなど脂溶性のビタミンは、油といっしょにとったほうが吸収にいいのではないですか？

A それは時代遅れの栄養学の知識です。

私たちはホウレンソウやニンジンなど脂溶性のビタミンAを豊富に含む野菜は油炒めや油の入ったドレッシングといっしょにとるほうが吸収がよい、と学校で教えられてきましたが、これは古い栄養学です。真実は、それぞれの野菜には脂溶性ビタミンの吸収に必要な脂肪がきちんと含まれていますので、植物油とともにとる必要はありません。

自然界に棲《す》む動物たちは、野菜（木の葉や草など）を油炒めにしたり、ドレッシングといっしょにとるようなことは決してないのに、脂溶性ビタミン不足に陥るようなことはまったくありません。それがなによりの証拠です。

植物油は植物を精製することによって摘出された油で、自然界には存在しないきわめて安定性の悪い性質のため、フリーラジカル（活性酸素）を形成し、ガン、心臓病、脳梗塞の要因となる危険な物質です。

私たちのからだに必要な脂肪の多くはからだの中でつくっています。からだ自身がつくれずに食べ物からとらなければならない脂肪（必須脂肪酸）は、新鮮な果物、野菜、木の実や種子類、未精製の全穀物、豆類、海藻などに豊富に含まれています。

Q10 毎朝果物だけのくり返しでは飽きてしまうと思うのですが……。

A 飽きのこないとびきりおいしい特選レシピをご紹介します。

毎朝決まってミカンかリンゴ、またはバナナのいずれかだけが単品で、なんの手も加えずに食卓にのるのでしたら、飽きてしまう人もいるでしょう。

でも、果物にはいろいろな食べ方があります。フルーツサラダやスムージーにして食べたり、フルーツと木の実やゴマ、あるいはアボカドとの組み合わせなど、その食べ方は数かぎりなくあります。次にご紹介する方法を参考に、これまで知らなかった食べ方をぜひ試してみてください。**組み合わせの可能性は無限**です。あなたのオリジナルを創作する楽しみを発見するに違いありません。

果物はレタス、白菜、セロリ、キュウリ、ピーマンなどの生野菜や木の実類、種子類と組み合わせても、消化に負担がかかりません。第3章の原則では「果物はほかのものと合わせない」とされていますが、重病人を除けば、ナチュラル・ハイジーンを実践している多くの人々が果物と少量の木の実や種子類との組み合わせはなんの問題もないことを証明しています。それは、木の実も種子も果物同様、木になる実だからです。

発育盛りの子どもたちには、朝食で果物に木の実や種子類を加えることによってタンパク質を補給することをおすすめします。アボカドはバナナや柿、ブドウ、ドライフルーツなど甘い果物とは合わせないよう注意してください。消化に負担がかかります。なお、以下のレシピの材料はすべて一人分です。

【フルーツドリンクのつくり方】

❶ストロベリー・スムージー

リンゴまたはオレンジジュース1カップ、バナナ（冷凍）1~2本、イチゴ（冷凍）1カップ。以上の素材をミキサーにかける。

❷セサミ・オレンジ・デライト

白ゴマ（生のものを二時間水に浸し、水気を切ったもの）大さじ4〜5をミキサーまたはグラインダーでペースト状にし、オレンジジュース1カップを加えてさらに1〜2分攪拌する。オレンジジュースの量を減らし、クリーム状にすると、セサミプディング（プリン）ができる。

❸アーモンドミルクをベースにしたスムージー

アーモンド（生のものを二時間からひと晩水に浸したもの）30gを、熱湯に2分浸して皮をむき、ミキサーにかけて粉にする。水1カップ、デーツ（ナツメヤシ）1粒またはメープルシロップ小さじ½、バニラエッセンス数滴を加えて数分攪拌する。これをベースに冷凍した果物（バナナ、モモ、イチゴ、柿、ブルーベリー、マンゴー、パパイヤなど）を加えてミキサーにかけるといろいろなスムージーができる。

❹ベリーリッチ・スムージー

アーモンドまたはカシューナッツあるいはヒマワリの種（生のものを二時間からひと晩水

に浸して発芽させたもの）30gをミキサーにかけて細かくする。次にオレンジジュース1カップ、バナナ（生または冷凍）1本を加えて滑らかになるまで（1〜2分）攪拌する。

【フルーツサラダのつくり方】

❶春のフルーツサラダ

イチゴ1カップ（スライス）、キウイ1〜2個（スライス）、果肉をほぐしたハッサク（またはオレンジか清美ゴールド）1個。セロリ1本（角切り）を盛り合わせ、上から粉にしたアーモンドかカシューナッツ、またはヒマワリの種（大さじ1〜2）をかける。

❷夏のフルーツサラダ

モモ2個（スライス）、ネクタリン（またはスモモ）2個（スライス）、ブドウ（デラウェア）1カップを合わせ、好みのフルーツソース（❺参照）をかける。

❸秋のフルーツサラダ

柿1個（スライス）、バナナ1本（一口大）、ナシまたは洋ナシ1個（一口大）、セロリ1

本（角切り）、レーズン（ひと晩水に浸したもの）大さじ1～2をガラス器に盛りつけ、フルーツソース（❺参照）をかける。

❹冬のフルーツサラダ

リンゴ1個（スライス）、バナナ1～2本（スライス）を合わせ、上から熟し柿1個をミキサーかフードプロセッサー、またはグラインダーでクリーム状にしてかけ、クルミを刻んで（大さじ1～2）散らす。

❺フルーツソース

イチジク、デーツ、プルーン、パイナップル、マンゴー、アプリコットなど好みのドライフルーツをひたひたの水にひと晩浸し、ミキサーかグラインダーでソース状にする。

❻バナナとデーツのサラダ

レタス（ロメイン、またはリーフレタス）3～4枚をひと口大にちぎってお皿に敷き、スライスしたバナナ（1～2本分）をのせ、上からデーツ（種をとり細かく刻んだもの）を散らす。

❼**ウォルドーフサラダ**

リンゴ1~2個（角切り）、セロリ1本（角切り）、レーズンとクルミ（くだいたもの）各大さじ2、レモン汁大さじ1を合わせる。

❽**マンゴーとアボカドのサラダ**

マンゴー1個（角切り）、アボカド1個（角切り）、赤ピーマン1個（角切り）、生のアスパラガス3本（輪切り）、シャンツァイ（またはコリアンダーの葉）のみじん切り½カップ、ライムジュース（1個分）を合わせ、レタスを敷いたお皿に盛りつける。マンゴーが手に入らない場合はモモで代用可。

❾**グレープフルーツとアボカドのサラダ**

レタス（ロメイン、またはリーフレタス）5~6枚をお皿に敷き、果肉をほぐしたグレープフルーツ（1~2個分）と、くし形に切ったアボカド（1個分）をその上に彩《いろど》りよく交互に並べる。オレンジを加えてもよい。

⑩赤と緑のフルーツサラダ

レタス（3〜4枚）を敷いたお皿の上に、イチゴ1カップ（縦に二つ切り）、キウイ2〜3個（いちょう切り）、アボカド1個（角切り）を彩りよく盛りつける。

【フルーツデザートのつくり方】

❶リンゴとナシのプディング（プリン）

リンゴとナシ（おろし器ですりおろしたもの）それぞれ1カップ、レーズン（ひと晩少量の水に浸しておいたもの）¼カップ、スライスしたバナナ1本（柿1個分で代用可）、リンゴジュース¼カップ、アーモンドを粉にしたもの大さじ1、シナモン少々。材料を合わせればできあがり。

❷ピーチデライト

カシューナッツ、アーモンド、またはヒマワリの種80〜90gをミキサーにかけて粉にし、モモ2~3個を加えてクリーム状になるまで攪拌する。特別な日のサンデーブランチにはモモの代わりにマンゴーがおすすめ。

❸キウイクリーム

ゴマ大サジ1、フラクシード（亜麻仁《あまに》）大さじ1、ヒマワリの種60gを合わせて二~三時間水に浸し、水気を切ってミキサーでつぶす。次にキウイ3個、デーツまたは水でひと晩戻したアプリコット1~2個を加えてクリーム状になるまで攪拌する。

❹バナナアイスクリーム

チャンピオン・ジューサー（二一五ページ、注2参照）を持っている人は、冷凍バナナをジューサーにかけるだけでできあがり。持っていない人は、ミキサーに冷凍バナナ（輪切りにしたもの）とオレンジジュースまたはリンゴジュース少量、デーツ1~2粒（好みで）を加えてアイスクリーム状になるまで攪拌する。上から好みのフルーツソース（二一一ページ❺参照）をかけ、クルミまたはペカンナッツのみじん切りをトッピングにあしらうと、アイスクリームサンデーのできあがり。

（注1）木の実類の購入について

自然食品の店にない場合は、左記の所で通信販売で購入できます。

⦿アリサン有限会社

〒三五〇‐一二五一　埼玉県日高市高麗《こま》本郷一八五‐二

ＴＥＬ（〇四二九）八二‐四八一一　ＦＡＸ（〇四二九）八二‐四八一三

（注2）チャンピオン・ジューサーについて

米国プラスタケット社製のチャンピオン・ジューサー（医聖《いせい》会会員用価格五万六七〇〇円、税・送料込み。別途入会金一〇〇〇円）は用途が広くすぐれた製品です。使うのも掃除するのも簡便で、質の良いジュースがつくれます。乳製品を用いないでおいしいフローズン・デザートをこしらえることも可能です。左記宛、お問い合わせください（二〇一五年一二月現在）。

⦿医聖会

〒二八九‐一二二三　千葉県山武市埴谷一九三二

ＴＥＬ（〇四七五）八〇‐七四二二　ＦＡＸ（〇四七五）八八‐四六七七

第7章　私の日常生活とささやかな願い

健康は偶然の賜物《たまもの》などではなく、生活習慣を改めることで必然的に手に入れることができるものだ。

——ロバート・メンデルソン（医学博士）

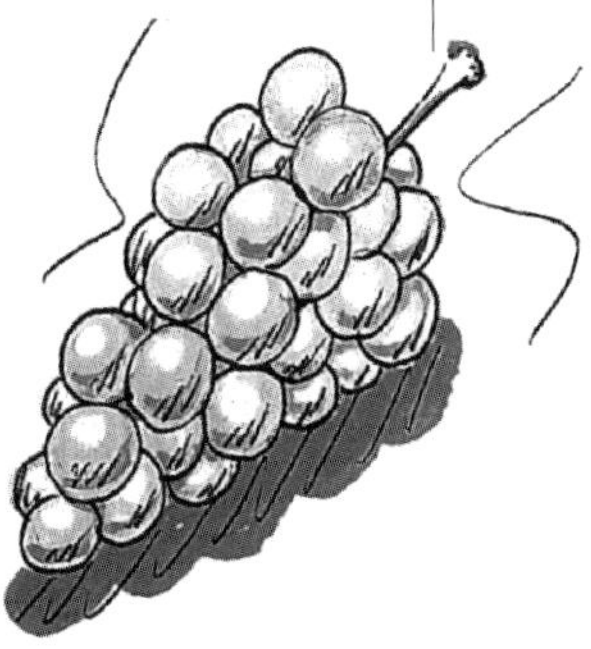

●私の毎日の生活スタイル
――後悔なく生きるための食生活を送っています

私の一日はエクササイズから始まります。メニューはジョギング（平日は五キロ、週末は一〇キロ）とジムでの筋肉トレーニング。そのあと二〇分のメディテーション（瞑想《めいそう》）を行ない、シャワーを浴びてから爽快《そうかい》な気分で仕事開始です。

私の仕事は、「生涯スリムな体型を保ち、病気をしない健康なからだづくり」のためのライフスタイル指導とカウンセリングです。日米間を往復しながら講演や指導をこなし、その合間《あいま》に原稿を書き、栄養生化学や、医学、健康などの分野の最新情報のチェックなど、時間と戦う毎日を送っています。

時間に追われるこうしたハードな日々が続いていますが、それでも決して疲れるということはありません。私自身がスリムで健康の生きたモデルであることを自負しています。外出先で知らない人からよく声をかけられることがあります。

「どうしてそんなに元気なの？」「どうしてそんなにスリムなの？」「どうしてそんなにお肌が輝いてるの？」「化粧品は何をお使いですか？」などなど。

「健康とは美しいことである。そして人は最も完璧《かんぺき》な健康状態にあれば、最も美しい」とウイリアム・シェムストーン（イギリスの詩人）が一八世紀に言っています。

人はだれも、健康であれば、美しく輝くことができます。私はそのことをナチュラル・ハイジーンのプログラムに出会ったおかげで知ることができました。第1章でも述べたように、一〇代の頃の私は、ニキビいっぱいの顔の下に二重顎《あご》と突き出たおなかがついていました。二〇代から三〇代は間違ったダイエットの後遺症で体調が悪く、お金よりもエネルギーがほしいと思っていました。

あげくのはてに三四歳という若さで子宮を失い、更年期障害に悩まされ、最悪の人生を送ったあと、四〇歳になってからライフスタイルに革命を起こしたおかげで、五二歳の今は一〇代の頃よりずっと健康で、エネルギーに満ちあふれ、肌は輝き、足取りは子どものそれのように軽く跳《は》ねています。

スリムでエネルギーに満ちあふれた健康なからだを手に入れる秘訣《ひけつ》は、自分自身が選択するライフスタイルにあったのです。つまり何を食べ、どれだけからだを動かし、どれだけ眠るかが、私たちの体型や健康・寿命を決定しているということを私は学んだのです。

グルメ趣味だった私が、「食べるために生きる」のをやめ、**「生きるために食べる」**ようになり、ホモサピエンスとしての人間にとっていちばんふさわしいものをからだに与えるようになったのです。

午前中は水分を豊富にたたえた果物しかとりません。昼食と夕食も生命力にあふれた緑の野菜、全穀物、木の実や種子類、豆類、イモ類、海藻、発芽野菜など植物性食品中心です。また戸外に出て毎日からだを動かし、夜更《よふ》かしをやめて十分な睡眠をとるようになりました。その結果はまたたくうちに現われました。心身ともに変身をとげたのです。心もからだも生まれ変わったのです。

生涯スリムな体型を保ち健康でエネルギッシュな人生を送ることは、私たち一人一人に与えられている当然の権利です。そのために必要なのは決して遺伝子工学やハイテクを駆使した最新の医療技術や薬によるヘルスケアではありません。

からだと病気に関する「真実の情報」と「正しい教育」こそ必要なのです。ホモサピエンスとしての人間の健康にとって必要とされる基本的なものは何か、それを教えることこそが最も大切だと思うのです。

本書にはその真実の情報がぎっしり詰まっています。そしてこの情報が正しいことは、今日一生かかっても読みきれないほど発表されている科学・医学の文献が証明しています。本書のタイトルには「常識破り」の文字を冠しましたが、正しいことが常識破りと思われてしまうこと自体、おかしな状況なのだと思います。

だれでもが、からだにふさわしいライフスタイルに変えるだけで、すばらしくスリムで健康なからだになれるのです。私たちのからだにとってほんとうは何が常識はずれなのか、ぜひみなさん自身のからだで確かめてみてください。そのことを少しでも多くの人にわかってほしい、これこそが私の願いなのです。

●私の目標――一〇九歳まで現役だったウォーカー博士

生命、健康、栄養に関する研究家ノーマン・ウォーカー博士は世界で最も信頼すべき科学者の一人でした。生涯スリムな体型を保ち、より長く、より健康に生きるために必要な要素について研究し、その成果を自らの生活にとり入れ、健康的かつ生産的な人生を送るための秘訣を八冊の著書に残しています。

そしてこのウォーカー博士のような生き方こそ私の理想とするところなのです。理由は三つあります。第一に、博士がスリムな体型を保ち、すばらしく健康で一〇九歳まで長生きしたこと。第二に、博士が「クォリティー・オブ・ライフ」とは何かを私に教えてくれたこと。

そして第三に、生活習慣さえ正しければ、医療費や介護の問題などには一切煩《わずら》わされずに健康な老後を送ることができるという手本を見せてくれたからです。

博士は**亡くなるまで現役**で仕事をつづけていました。患者の栄養指導を行ない、原稿を書き、自分の食べるものは自分の菜園や果樹園で育て、そして一〇九歳のとき、眠るようにして亡くなりました。高齢者特有の関節の痛み、骨粗鬆症《こつそしょうしょう》、呼吸器系や循環器系の問題、血糖値や尿酸値《にょうさんち》の異常などは一切ありませんでした。

だれかに食べ物を用意してもらい、口に運んで食べさせてもらうことも、車椅子《くるまいす》を押してもらうことも、オムツを替えてもらうことも、お風呂に入れてもらうことも必要なかったのです。

私たちは、「年をとるにつれ、体重、血圧、血糖値《けっとうち》、コレステロール値、中性脂肪値、尿酸値などがふえ、骨粗鬆症になっていくのは避けられないことであり、具合の悪いところの一つや二つあってあたりまえ」といった固定観念に支配された人生を送っています。痛みや苦痛を受け入れて暮らすことを強いられ、やがてはだれでもガンや心臓病、脳卒中、糖尿病、呼吸器疾患、腎肝《じんかん》疾患などに倒れて介護や膨大《ぼうだい》な医療費が必要となり、晩年に寝込むことがごく一般的なこととして受け止められています。

事実平均的日本人は亡くなる前の六・四年間、病気で臥《ふ》せっているのです。平均寿命が世界一を誇っていても、病気で長生きしているのでは意味がありません。ガンや狭心症、あるいは関節炎などの痛みや苦痛に悩まされ、または脳卒中で半身不随となり、したいこともできず、自由に行きたいところへも行けず、介護が必要となるような人生は幸せとはいえません。

排泄《はいせつ》の世話までだれかに依存しなければならない人生を送るのと、ウォーカー博士のように、したいことを自由にできる人生を送るのとでは、人生のクォリティーがまったく違います。そしてこの質の違いは、私たちが日頃選択している生活習慣によって決まるということを、ウォーカー博士は自らの人生を通して私に教えてくれたのです。

ウォーカー博士は若いときからたくましく健康で強靭《きょうじん》なからだの持ち主だったわけではありません。九〇kgの肥満体のうえに、神経炎を併発する肝硬変で余命数週間という医師の宣告まで受けた経験の持ち主でした。その直接の原因は、からだにふさわしくない食事選択と睡眠や運動の不足にあったことを悟った博士は、**自らの生活に革命を起こした**のです。

「もっと自然と調和したからだにふさわしい食べ物を食べ、戸外でからだを動かし、睡眠を十分にとること。そうすれば、悪いところは治され、すばらしい健康を手に入れ、生涯スリムな体型を保ち、年をとっても介護など必要とせず、長生きできる。若い間懸命に働き、蓄《たくわ》えてきたお金の大半を医療費に費やしてしまうようなことにはならない」

これがウォーカー博士が自らの体験を通して学び、さらに自分の患者たちに指導してきたことでした。それはまさに本書のテーマとも一致するものです。私は博士の教えに従っているだけなのです。

●「超健康革命」普及に努めるもう一つの理由
――次世代のためにこのすばらしい地球を守ること

私たちが行なっている生活習慣の誤《あやま》りは、私たち自身の健康を傷つけるばかりか、地球の環境を有史以前に比べて一万倍近いスピードで破壊していることに、多くの人々が気づいていません。

信じられないかもしれませんが、私たちの地球が今日直面している環境破壊問題の主要原因は、動物性食品（肉、魚、卵、牛乳）信仰の習慣がその根本にあるのです。どれも私たちがたくましく健康に育つために欠かせないと教えられてきた動物性食品偏重による私たちの誤った食事選択が、今日私たちのかけがえのない地球環境と貴重な資源に残忍な影響を与え、もはやとり返しのつかないダメージを世界各地で引き起こしているのです。

人々が格安のハンバーガーや牛丼を求めれば求めるほど、今日のアグリビジネス（農業関連産業）による食肉の大量生産システムはエスカレートし、地球をますます深刻で危険な状態に追い込んでいくのです。こうした動物性食品を提供しつづけるために生産者や販売業者がどのような方法をとっているのかご存じでしょうか。

熱帯雨林は毎秒フットボール場一つ分の広さというスピードで伐採・牧場化されています。このことによって私たちの呼吸する酸素の供給源が断たれ、そこに生息する地球の生態系バランスを保つのに欠かせない貴重な動植物や微生物の生命を絶滅させているのです。

今、私たちの食習慣を変えなければ、今後三〇～三五年で世界の熱帯雨林は消滅してしまいます。牧草地はやがて過放牧のために砂漠と化していきます。

八〇〇〇年前まで青々と木が茂り、ローマ史に「アフリカの偉大な森林」と記述されていた土地が、今日「サハラ砂漠」と呼ばれているという事実を、どれだけの人が知っているでしょうか。

地下水の枯渇や地球温暖化の原因となっている二酸化炭素の問題も、食肉となる牛たちと大きく関係しているのです。私たちの地球の地下水は枯渇しかけているというのに、人々は病気予防に役立つプラントベース（植物性食品中心）の食べ物生産に要する一〇〇倍以上の水を動物性食品の生産のために使っています。この地球上で行なわれている節水法のすべてを合わせても、プラントベースの食事による節水には及びません。

化石燃料の燃焼がもたらす二酸化炭素による大気汚染は地球温暖化の最大原因の一つですが、あなたがファストフード・レストランのハンバーガーを一個食べるとき、結果的に、アメリカ車を二五日間終日乗り回したときに放出される量に匹敵する二酸化炭素を放出させているということを知っておいてください。

また、この地球上に世界人口の三倍もいる家畜から放出される大量のメタンガス（地球上に放出される全メタンガスの二五％）は、二酸化炭素の二四倍も強力な温暖化ガスです。その家畜の排泄物は人間のそれの一三〇倍にも上り、たいていが雨で流され、河川や湖沼、海洋の水質汚染を引き起こし、そこに生息する生き物の生命を脅《おびや》かしています。

アグリビジネスに欠かせない農薬も環境汚染の大きな要因の一つです。空には鳥が飛ばなくなり、水中の生物に異変を起こし、そこに生息する魚を捕って食べる人間たちは遺伝子レベルで傷つき、子孫たちの健康までが危険にさらされようとしているのです。

私たちは死んだ川や海、広がっていく一方の砂漠、不毛の土地、枯渇したエネルギー資源、失われた森林、汚い空気、温暖化がもたらす異常気象や洪水を、子孫たちに残していこうとしているのです。

今、私たちが選択している生活習慣を変えていかないかぎり、私たち人類を含め地球に生息するすべての生き物の社会が破滅へと向かっていくことでしょう。私たちは次の世代に傷ついたままの地球を手わたすことになるのです。

しかしこうした悲惨な状況も、私たちが今までの食生活を少し変えるだけで激変するのです。**私たち一人一人の「超健康革命」が地球を救う**ことになるのです。それは週に一回「肉なしデー」を設けることから変えられるかもしれないのです。

私は人生で子どもを持つことができませんでしたが、これからこの地上に生まれてくる二一世紀の人類の子孫たちに、健康で快適に住むことができる地球をぜひとも残しておいてあげたいのです。地球回復のチャンスはここ数十年の期間しかありません。

私が「超健康革命」の普及に努めている理由の一つは「かけがえのない地球を守るため」でもあるのです。

最後に――非常識がいつか常識となる日を信じて

この本を読了されようとしているみなさん、今まで健康に関して常識だと思われていた考え方が「実はそうではなかった」という情報に接して、さぞかし驚かれていることと思います。

と同時に、本書に書かれていることがほんとうに真実なのかどうか、疑問を抱かれたかもしれません。

もし真実を確かめてみたいとお考えでしたら、今すぐ始められることがいくらでもありま す（ただし本書の「超健康革命」を実行に移す際は、あくまでも自分に合ったペースで行なっていくようにしてください。生活習慣や食生活の急激な転換でストレスを生じてしまってはなんにもなりません）。

さまざまな改革のなかで、たいていの人がすんなりと受け入れることができるのが **「朝食は果物だけ」** にすることとです。このあたりから生活習慣を改善してみてください。

「朝食は果物だけ」を実行することによって、豊富な水や酵素をはじめ、ビタミン、ミネラル、ファイトケミカルや抗酸化物質、食物繊維、あるいはまだ人類が発見していない未知の成分など、生命力に満ちあふれたさまざまな要素がからだに与えられるようになります。

午前中からだに入れるものを果物だけにするだけで、健康づくりの妨げになる食品（動物性食品や、白い食べ物＝白米、白いパンなどの精製されている小麦粉製品、白砂糖、塩）の摂取量を三分の一減らすことができます。

長年の間からだにため込まれていた有害な老廃物が驚くほどスピーディーに排泄されていくようになり、**からだが軽くなるのがすぐに感じられる**はずです。

その感覚は体験した人にしかわかりません。このすばらしい変化を実感するようになるために、もっとたくさん、からだにいいことをしてやろうという意欲が湧いてきます。

そのときは、白い炭水化物をやめることにチャレンジしてみてください。白米を玄米に、白いパンは全粒粉のパンに、そしてもっと雑穀（アワ、ヒエ、キビ、キヌア、アマランス、一〇〇％そば粉のそばなど）をとるようにしましょう。

また、動物性食品をとるときは一日一回にするようにします。それが問題なくクリアできたら、次は一日おきに減らします。その次は二日、あるいは三日おきに、と減らしていき、動物性食品を食べる日を週一回以下にします。

からだがプラントベース（植物性食品中心）の食事に慣れてくると、動物性食品をとらない日のほうが、はるかにエネルギッシュで、頭の働きもシャープになることがわかってきます。気がついてみると、植物性食品だけの日のほうがずっと多くなっていることでしょう。つまり、アメリカのファストフードチェーンが上陸した一九七〇年以前の日本人の食生活に少しずつ戻していくのです。

食事改善は本書のプログラムの重要な部分ではありますが、「誕生日やパーティなど特別な日のご馳走《ちそう》もあきらめなければならない」と深刻に思いつめて、悲壮感にとらわれないでください。好きなものを我慢したためにストレスがたまったりすることは、からだにふさわしくないものを食べることよりからだにとってはずっと有害です。

お祝いの日や特別な日のご馳走は、できる範囲で楽しんでください。重要なポイントは、それを毎日の習慣にしないことです。時と場合によっては、からだにふさわしくないものを食べても大丈夫。罪の意識を感じる必要はありません。

焼き肉やステーキをおなかいっぱいに食べてしまったときは、そのあとで調節すればいいのです。つまり、胃や腸をできるだけ休ませてやることです。

ファスティング（断食）または、水分を豊富に含んだ食べ物（果物や野菜のジュース、あるいは果物と野菜）だけの日を設け、からだがとり込んでしまった有害な物質の浄化を早く終わらせることができるように、消化器官に協力してやるのです。自分のからだにいいことをしているときの爽快感は格別です。

また、ときにはまわりにいるグルメ仲間から「おいしいものを食べる楽しみが奪われてしまうのはつまらないんじゃない？」と言われて、ジレンマにおちいる人もいるかもしれません。

いわゆる「おいしいもの」と呼ばれるものは皆、たいていが食品産業やメディア、食通の人々によってつくりあげられたもので、健康なからだづくりにとってはマイナスになるものが多い、ということを覚えておいてください。

残念なことに、たいていの人が**「流行しているおいしいものは消化がたいへん」**ということに気がついていません。動物性食品や精製加工食品を使って有名シェフがつくりだす芸術的料理は、あなたの舌先にある味蕾《みらい》を刺激し、喜びを与えてくれる要素を十分に備えています。また、一見《いちげん》の客お断りの店で食べる食事は、エリート意識を満足させてくれる大きな喜びであるかもしれません。

しかし、食べ物は加工されればされるほど生命力に欠けてしまうため、舌や喉《のど》を楽しませたあとにつづく消化のプロセスは、消化器官にとってかなり厄介《やっかい》なものになります。

そのことを消化器官はあなたにわかるような言葉で伝えてくれないため、多くの人が気づかないのです。消化器官は過酷な負担を強いられ、ほんとうは悲鳴をあげたいところを、黙々と忠実に消化作業をこなしているのです。

胃もたれ、胸やけ、胃痛、下痢、便秘、発疹、鼻水などは、消化器官に異常が起こっていることを知らせるからだからのメッセージなのですが、たいていの人はそんなこととはつゆ知らず、あわてて医者か薬局に走り、薬を飲んでその場をおさめてしまうのです。

異常を知らせるメッセージはからだの悲鳴です。肝心《かんじん》なことは、あなたの行為に不平を鳴らしている消化器官を薬などで黙らせてしまうのではなく、その理由をあなたが理解して、からだを休ませてやることなのです。

生まれて以来何十年となくこのような食生活をくり返していると、よく風邪をひくようになり、頭痛、肩凝《かたこ》り、腰痛、生理痛、関節炎が発症したり、血圧やコレステロール値、血糖値、尿酸値の上昇といった、からだの異常が現われてきます。

ほんとうは異常事態なのですが、このような症状はあなたのまわりにいるたいていの人たちが経験していることなので、異常なことだとは考えようとしないのです。それが問題なのです。

なにしろ人間ドックの結果で「異常なし」の人は一五％しかいないのですから、私たちは病気があたりまえの世の中に生きているわけです。

現代社会では、食は大きな楽しみの一つとみなされ、この国のレジャー項目の第一位（六七・四％）には「外食」が選ばれています。こうした現実が、裏を返せば不快感、苦痛、病気、要介護、早い死の訪れといった高いツケを私たちに負わせている、ということをどれほどの人が自覚しているでしょうか。

悲しいことに、たいていの人は「現代人の食生活」「飽食《ほうしょく》の時代」から何も学ぶようなことはありません。命にかかわるような大病をしたあと、病院から帰ってくると、また、その病気を引き起こした元凶《げんきょう》の「からだを悪くする食生活」に戻っていくのです。これでは病気が再発するのも無理はありません。

私はからだにふさわしくない食べ物を食べつづけ、女性にとってかけがえのない子宮を失ってしまいましたが、のちに生活習慣を変え、それによってしっかりと学んだことは、本物の「おいしいもの」は味覚を喜ばせてくれるばかりか、消化器官にもやさしく、必要な栄養をすべて満たしてくれるものであり、さらには、生命力に富んでいるために、強力なバッテリーのようにからだを充電し生命力を与えてくれ、精神的にも高めてくれるということでした。

本物の「おいしいもの」とは、自然が与えてくれた色とりどりの果物や野菜たちです。この生命力に満ちあふれた食べ物を豊富に食べるようになると、心が満たされ、それまで夢中になっていた流行の「おいしいもの」への見方も変化してきます。流行、つまりかりそめのものは、舌先のほんの小さな味蕾を喜ばすだけであり、からだ全体の喜びとはならない色あせた食べ物に見えるようになってきたのです。

そしてやがて気がついたことがありました。それは、人生には「おいしいもの」を食べること以上にステキなことがたくさんあるということでした。

食べることは私たちの人生のなかで大きな楽しみの一つであることは間違いありませんが、食べた結果が肥満や病気ではなんにもなりません。私たちは肥満や痛み、不快感、苦痛、病気に悩まされるような人生を送るために、この地球上に存在しているわけではないのです。

私たちはだれでも選ばれてこの世に生を与えられてきているはずです。一人一人に、ほかの人にはないすばらしい才能も与えられています。その才能を発揮して社会に貢献していくときに得られる喜びは、一時的なものではなく、生涯《しょうがい》にわたって長くつづいていくものです。その喜びは一時的なニセの「おいしいもの」を追いかけ、それを食べたときにしか得られない喜びや幸せとはケタ違いなものであることを私は発見したのです。

私は一人でも多くの人がこの生命力あふれる食べ物を毎日の定番にして、からだも心も満たされることを願っています。そうすれば私たち自身ばかりか、私たちの家族、友人、地域社会に住む大勢の人々が、スリムで健康に満ちあふれた幸せな生活を送ることができるようになります。

それればかりではありません。「自分たちが生きるため」という大義名分によって、この美しい惑星を共有しているほかの動物たちを殺さなくてもすむのです。

地球の環境を汚染したり、破壊したりすることもなくなります。天然資源や食糧を無駄遣いするようなこともなくなり、地球上で飢えている多くの人々を救うこともできます。

家畜に大量の穀物飼料を与え、その家畜を殺して食糧とすることは、非常に無駄な食糧生産手段であるばかりか、動物たちにとって、また食糧の不足している地域に住む人々にとって、きわめて残忍な行為です。

本物の「おいしいもの」とは、私たち人類にとって、そして動物たちにとって、さらにこの地球にとっても、大きな愛を与えてくれるすばらしい食べ物なのです。

本物の「おいしいもの」を定番にしたとき、心身ともに永久に満たされる「本物の喜び」

をみなさんもぜひ発見してください。

読了後「超健康革命」を実行に移された方は、おそらくそんなに日を置かずに本書の内容の正しさを実感されることになると思います。

そのときさっと、今まで信じて疑うことのなかった「常識」という牙城《がじょう》がガラガラと音を立てて崩《くず》れていくことも体験することになるでしょう。

本書によってこのような「パラダイム転換（考え方や認識の転換）」を体験する人たちが少しずつふえていけば、本書刊行の意義と喜びもそれに比例して増していくに違いありません。

この本の内容が「常識破り」などといわれることなく、ごくあたりまえのこととして一般の人に認知される日が一日も早くくることを切に願っています。

●Joel Fuhrman,M.D.「Osteoporosis : How to Get It and How to Avoid It」
(Health Science January/February 1992)
●Steve Lustgarden「The Power of Your Plate」
(New Century Nutrition Vol.2, No.2, February 1996)
●「Children Thrive on Vegetarian Diet」
(New Century Nutrition Vol.2, No.7, July 1996)
●Robert Heaney「Calcium: How Your Diet Affects Requirements」
(Vegetarian & Health Letter, February, 1998)
●Iacono G.Cavatio, Montalto G., et al.「Intolerance of Cow's Milk and Chronic Constipation in Children」(New England Journal of Medicine, 339, 110〜4, 1998)
●Wynder EI, Fujita Y, Hiyama T.「Comparative Epidemiology of Cancer Between The U.S.and Japan」(CANCER, 67, 746〜63, 1991)
●Frank Sabatino, D.C., Ph.D.「Steps to Lifelong Health」
(International Health Conference, 1997)
●「Health Science Newsletter」(Vol.1, No.17)
●「Journal of Nutrition」(111, 553, 1981)
●「Journal of Nutrition」(123, 1615〜22, 1993)
●「New Century Nutrition」(Vol.2, No.5, May 1996)
●「American Journal of Public Health」(June 1997)
●「British Medical Journal」(317:1332-3, 1342-45, 1998)
●「American Journal of Clinical Nutrition」(73:5-6, 2000)
●「Health Science」(September/October 1999)
●「Health Science」(January/February 2000)
●「Health Science」(September/October 2000)
●「Health Science」(Spring 2001)
●「Good Medicine」(Vol.VIII, No.2, Spring 1999)
●「Good Medicine」(Vol.X, No.3, Summer 2001)
●「Natural Health」(January/Februaly 2001)
●「Living Nutrition」(Vol.10, 2001)
●「日経ヘルス」(December 1998)
●William Dufty「Sugar Blues」
(『砂糖病〈シュガー・ブルース〉』田村源二訳、日貿出版社)
●Norman W.Waker D.Sc.「Pure & Simple Natural Weight Control」
(『自然の恵み健康法』弓場隆訳、春秋社)
●Robert S. Mendelsohn, M.D.「Confession of A Medical Heretic」
(『医者が患者をだますとき』弓場隆訳、草思社)
●Harvey Diamond & Marilyn Diamond「Fit For Life」
(『ライフスタイル革命』松田麻美子訳、キングベアー出版)

参考文献

●Susan Hazard「Sugar And Carbohydrate Metabolism Disease」
●T.C.Fry「Ascertaining the Human Dietary Character」
●T.C.Fry「The Immense Wisdom and Providence of The Body」
●T.C.Fry「Human Physiology and Anatomy and Our Nature」
●Mike Benton「Sugar And Other Sweeteners May Be Worse Than Bad」
●Mike Benton「Why Condiments Should Not Be Included In Diet」
●Mike Benton「The Danger of A High Protein Diet」
●Robin Hur「Osteoporosis」
●Robin Hur「Osteoporosis：The Key to Aging」
以上、「The Life Science Health System」（Life Science Institute, 1996）より
●Susan Hazard「Freeing Yourself of Energy-Draining Influences」
（High-Energy Methods A Special Course in Nutritional And Health Sciences, Life Science Institute）
●John H.Tilden,M.D.「Toxemia Explained」
●T.C.Fry「The Myth of Health in America」
●Gabriel Counawna「Raw vs Cooked Foods」
●John Robbins「Diet for A New America」
●John Robbins「The Food Revolution」
●Neal Barnard,M.D.「Food For Life」
●Neal Barnard,M.D.「Eat Right Live Longer」
●Erik Marcus「Vegan」
●T.Collin Campbell,Ph.D.「The China Project」
●T.Collin Campbell,Ph.D.「Who's Mad……Cows or Humans?」
●T.Collin Campbell,Ph.D.「The Scientific Voice For A Plant Based Diet」
●Norman W.Walker,D.Sc.「Fresh Vegetable and Fruit Juice」
●Joel Fuhrman,M.D.「The Health Equation」
●Matthew Grace「A Way Out/Dis-Ease Deception & The Truth About Health」
●Anne E.Frahm「A Cancer Battle Plan」
●Mark Warren Reinhardt
「The Perfectly Contented Meat-Eater's Guide to Vegetarianism」
●Bradley J.Willcox,M.D., Craig Willcox, Ph.D. & Makoto Suzuki, M.D.
「The Okinawa Program」
●Robert Cohen「Milk：The Deadly Poison」
●Sapoty Brook「Eco-eating」
●Susan Smith Jones,Ph.D.「Choose Radiant Health & Happiness」
●Udo Erasmus「Fats That Heal, Fats That Kill」
●Gabriel Cousens,M.D.「Conscious Eating」
●Kieth Alen Asco,M.D.「The Great Billion Dollar Medical Swindle」

あとがき

人間に真実を教えてくれているのは、唯一生きている新鮮な食べ物だけである。
——ピタゴラス（哲学者、数学者）

今よりもっとスリムになって、今よりもっと健康になって、今よりもっと貯金ができて、今よりもっとエネルギッシュになって長生きする——そのために必要な情報はこれですべてお話ししました。私がナチュラル・ハイジーンから学び、日本のみなさんにぜひともお伝えしたかったこともほとんどお話ししました。

はたして読者のみなさんに快い衝撃《しょうげき》を提供することができたでしょうか。「はじめに」で述べた私の確信が現実のものとなっていれば本望です。そして、今までご存じなかった情報を一つでも二つでも知っていただき、少しでもみなさんのお役に立つことができたのならたいへんうれしく思います。

これらの情報をどのように捉《とら》え、どのように生活にとり入れるかは読者のみなさん次第ですが、みなさんの選択いかんにかかわらず、私は本書の情報をこうしてみなさんに提示できただけでもたいへん意義深いことだと思っています。

この本では果食・菜食をすすめていますが、本書はベジタリアンになるための本ではありません。私たちの現在の食生活に一石を投じ、今までなぜかあまり公にされていなかった情報をきちんと伝えることが目的です。本書の情報によって今までの生活習慣を変えるか変えないかは、あくまで読者のみなさん自身の問題です。

ただし、本書の内容に興味をもたれ、その情報の正否を自ら確かめてみたい方はぜひ今日からさっそく「超健康革命」に挑戦してみてください。実践による副作用はまったくありませんので、ご心配なく。そして、もしこの「超健康革命」を実行に移されるときは、いきなり「10か条」すべてを実践してみるというのではなく、前章で述べたように「朝食はフルーツだけ」にしてみたり、あるいは週に一回「肉なしの果物・野菜デー」を設けてみたり、ご自分の改善しやすい範囲から少しずつ始めてみてください。

それはたった一つの小さな改革かもしれませんが、あなたの踏み出したその「革命への一歩」がもしかしたら家族の方やまわりの人に影響をもたらし、少しずつ世の中の人の考え方を変えていくかもしれません。

それはやがて大きなうねりとなり、多くの人の生活習慣を変え、大げさでなくひいては地球環境の保護に寄与することになるかもしれないのです。


私はこの本の冒頭で、多くの女性たちにこの本を読んでいただきたい、と書きました。今それと同じくらいの気持ちで、果物の生産販売に携《たずさ》わっている方たちにもぜひ本書の内容を知っていただきたい、と強く思っています。

私たちのからだにとって野菜がたいへん良いことはみなさんだれもがご存じのことですが、果物の持つすばらしいパワーについてはまだあまり知れわたっているとは思えません。果物は十分主食になりうる食品であり、私たちのからだにとって最上ともいってよい食べ物なのです。そのことをだれよりもまず果物に直接携われている方々にこそ知っていただきたいのです。

アメリカでは昨年、ガン予防のために米国ガン協会がつくった次のような広告があちらこちらの雑誌に掲載されていました。それは、白衣を身につけた医者と、果物や野菜を手にした青果商の人の姿が大きく写し出されていて、その下に「ガン予防の最善の策は、年に一度医者に診てもらうことと、毎週、果物屋さんや八百屋さんに行くことです」というコピーがつけられているものです。

つまりアメリカでは、それほど果物や野菜の価値が見直されてきているということなのです。見方によっては、青果商のみなさんのお仕事はお医者さんの仕事以上に重要な仕事であり価値ある職業である、といっても過言ではないと思います。ぜひこのことを果物の生産・販売に携わっているみなさんに十分認識していただけたら、と願っています。

そうした理由から本書では野菜に比べて不当に過小評価されていると思える果物にあえて焦点を強く当てました。「超健康革命10か条」では野菜の摂取があまり強調されていませんが、けっしておろそかにしているわけではありません。枚数の制約もあり、本文を大幅に減らさざるを得なくなったためであり、その点をご了解いただければ幸いです。

野菜のすばらしい効能についてはアメリカの最新情報を盛り込み、あらためて別の機会に書くことができれば、と考えています。また、同様の理由で、タバコやお酒、カフェインなどの有害物質についての記述も省きました。狂牛病の問題にしてもお知らせしたいことは山ほどありましたが、断腸《だんちょう》の思いで除外しました。

今日現在の私の体格指数（ＢＭＩ＝Body Mass Index,「体重（kg）」÷「身長（m）」²）は一七です。ここ一〇年ほとんど変化していません。本書でもふれましたが、十数年前の私にとってこれはまるで夢のような数字でした。でももちろんこれは夢ではなく、現実なのです。お金では買えないものを獲得できた喜びを、肥満や病気で悩んでいるみなさんにぜひとも体験していただきたい、というのが本書執筆の大きな理由の一つでもありました。

特別な才能があるわけでもなく、強靭《きょうじん》な意志の持ち主でもないこの私でさえ手にすることのできたもの――それはおそらく、獲得する意志さえあれば、みなさんだれもが一〇〇％の確率で獲得できるはずのものなのです。決断が早ければ早いほど「ばら色の人生」は早く訪れることでしょう。しかも私のようにいまわしい経験をすることなく。

ぜひスリムでエネルギッシュに満ちた健康なからだを一日も早く手に入れて、これからの人生をすばらしいものに築いていってください。本書がそのための一助になればこれにまさる喜びはありません。

二〇〇二年二月

松田麻美子

※松田麻美子さんが会長を務める「日本ナチュラル・ハイジーン普及協会」主宰の「超健康革命の会」が発足しています。本書や『子供たちは何を食べればいいのか』『50代からの超健康革命』『女性のためのナチュラル・ハイジーン』で推奨しているライフスタイルに共鳴する方々が、最新情報を学んだり、意見交換したりすることを目的としています。会に関するお問い合わせは、「超健康革命の会」事務局（TEL & FAX 〇三－三七七五－四五〇三　正午～午後六時まで対応）までどうぞ。なお、詳細は日本ナチュラル・ハイジーン普及協会のホームページ内（http://natural-hygiene.org/shr.aspx）にてもご覧いただけます。

また松田先生への講演依頼についてのお問い合わせも、右記宛にお願いいたします（ただし、松田先生への質問の類いは受け付けておりませんので、あしからずご了承ください）。

◎本書を推薦します

健康についての基本的な情報が不足し、断片的な情報ばかりがあふれている現状に満足できず、もっと健康になって充実した日々を送りたい、と考えている方に本書をおすすめします。そして、この本が多くの人に読まれ、生あるものすべてに幸福への道が開かれることを祈っています。

——伊利　元（坂戸西診療所院長）

アメリカ人ほど脂肪をとっていない日本人に生活習慣病が多い理由の一つは、果物の摂取《せっしゅ》量《りょう》が少ないことにあります。本書は文字どおり「常識破りの超健康革命」といえるもので、栄養学の教科書を書き換えねばならないことも多く記されており、現在の日本人が「自らと子どもたちの健康」そして「日本の将来」を真剣に考えるのに大いに役立つことでしょう。

——北川博敏（香川短大学長、農学博士）

久しぶりに真実に満ちた健康の本に出会えた気がしています。「常識破り」どころか、むしろ本書の内容は「そうでなくてはならない」という説得力に満ちたすばらしいものになっています。本書によって、一人でも多くの方に正しい食生活のあり方を知っていただき、スリムで健康なからだを獲得してほしい、と願っています。

——鶴見隆史（鶴見クリニック院長）

生活習慣病は、現在のような食生活と薬漬けの医療では治りません。本書は「死に餌《えさ》（生命力を失った死んだ食品）」で傷められた多くの病人の病気を癒し、その命を救ってくれることでしょう。人間の浅知恵がつくったゴビ砂漠のなかに、生命あふれる緑のオアシスを見いだした感じです。

——外園久芳（病気をなくす運動本部　フルーツ・クリニック院長）

松田麻美子（まつだ・まみこ）
自然健康・治癒学博士。日本ナチュラル・ハイジーン普及協会会長。
1978年、米国ウェスリヤン大学卒。1992年、「アメリカ健康科学カレッジ」にて栄養科学の最高学位を取得。2006年、米国ナチュラル・ヘルス大学卒。日本におけるナチュラル・ハイジーン（自然健康法に基づく究極の健康栄養学）のパイオニアとして活躍。現在、米国ヒューストンに在住。日米間を往復し、「健康なからだづくり」のための研究と指導に取り組んでいる。著書に『子供たちは何を食べればいいのか』『50代からの超健康革命』『女性のためのナチュラル・ハイジーン』、訳書に『フィット・フォー・ライフ』『チャイナ・スタディー』（いずれも小社刊）がある。

だれもが100％スリム！
常識破りの超健康革命

2002年3月8日　第1刷発行
2018年8月30日　第26刷発行

著　者　松田麻美子
発行者　佐藤八郎
発行所　グスコー出版
〒140-0014　東京都品川区大井1-23-7-4F
電話：販売03(5743)6782　Fax 03(5743)6783
編集03(5743)6781　Fax 03(5743)6783
URL：http://www.gsco-publishing.jp
印刷・製本　株式会社暁印刷

ISBN 978-4-901423-02-1